Biochemie und Stoffwechselerkrankungen

Vijay Yanamadala

Biochemie und Stoffwechselerkrankungen

Ein Pocket Guide für Studierende der Medizin und Assistenzärzte und -ärztinnen

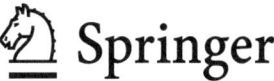

Vijay Yanamadala
Neurosurgery, Hartford Healthcare
Westport, CT, USA

ISBN 978-3-031-96050-5   ISBN 978-3-031-96051-2 (eBook)
https://doi.org/10.1007/978-3-031-96051-2

Die Deutsche Nationalbibliothek verzeichnet diese Publikation in der Deutschen Nationalbibliografie; detaillierte bibliografische Daten sind im Internet über https://portal.dnb.de abrufbar.

Übersetzung der englischen Ausgabe: „Essential Medical Biochemistry and Metabolic Disease" von Vijay Yanamadala, © The Editor(s) (if applicable) and The Author(s), under exclusive license to Springer Nature Switzerland AG 2024. Veröffentlicht durch Springer Nature Switzerland. Alle Rechte vorbehalten.

© Der/die Herausgeber bzw. der/die Autor(en), exklusiv lizenziert an Springer Nature Switzerland AG 2025

Das Werk einschließlich aller seiner Teile ist urheberrechtlich geschützt. Jede Verwertung, die nicht ausdrücklich vom Urheberrechtsgesetz zugelassen ist, bedarf der vorherigen Zustimmung des Verlags. Das gilt insbesondere für Vervielfältigungen, Bearbeitungen, Übersetzungen, Mikroverfilmungen und die Einspeicherung und Verarbeitung in elektronischen Systemen.
Die Wiedergabe von allgemein beschreibenden Bezeichnungen, Marken, Unternehmensnamen etc. in diesem Werk bedeutet nicht, dass diese frei durch jede Person benutzt werden dürfen. Die Berechtigung zur Benutzung unterliegt, auch ohne gesonderten Hinweis hierzu, den Regeln des Markenrechts. Die Rechte des/der jeweiligen Zeicheninhaber*in sind zu beachten.
Der Verlag, die Autor*innen und die Herausgeber*innen gehen davon aus, dass die Angaben und Informationen in diesem Werk zum Zeitpunkt der Veröffentlichung vollständig und korrekt sind. Weder der Verlag noch die Autor*innen oder die Herausgeber*innen übernehmen, ausdrücklich oder implizit, Gewähr für den Inhalt des Werkes, etwaige Fehler oder Äußerungen. Der Verlag bleibt im Hinblick auf geografische Zuordnungen und Gebietsbezeichnungen in veröffentlichten Karten und Institutionsadressen neutral.

Springer ist ein Imprint der eingetragenen Gesellschaft Springer Nature Switzerland AG und ist ein Teil von Springer Nature.
Die Anschrift der Gesellschaft ist: Gewerbestrasse 11, 6330 Cham, Switzerland

Wenn Sie dieses Produkt entsorgen, geben Sie das Papier bitte zum Recycling.

*Für meine Frau Vidya,
die mich jeden Tag dazu
inspiriert, der beste Arzt
zu sein, den ich für meine
Patienten sein kann, und
der beste Vater, den ich für
unseren Sohn sein kann.*

Geleitwort

Damals, in den schlechten alten Zeiten, schien die Biochemie wie eine langweilige Litanei von Stoffwechselwegen – relevant für die klinische Praxis hauptsächlich als Hürde und Initiationsritus im Medizinstudium. Man kämpfte sich durch einen massiven Wälzer (der einen erheblichen Teil des monatlichen Lebensunterhalts kostete), in der Hoffnung, die Grundlagen zu extrahieren, die durch die Prüfungen helfen würden. Eineinhalb Jahre später fiel man in diese altehrwürdige Tradition zurück und gab zusätzlich einen kleineren Betrag aus, um zusätzlich das Biochemie-Review-Buch zu bekommen, das helfen sollte, das Examen zu bestehen. Und dann vergaß man prompt 90 % davon.

Schnell vorwärts in die schöne neue Welt der Genomik und Proteomik, in eine Flut von Sequenzen und Gelbändern, die die Modellierung ganzer Systeme ermöglichen ... und uns an den Rand einer ganz neuen „Omics"-Disziplin bringen – Metabolomik. Plötzlich haben die wichtigsten Merkmale der Glykolyse Auswirkungen auf die Biologie von Krebs (Warburg-Effekt, oder nicht?), mitochondriale Dysfunktion ist die Ursache zahlreicher Krankheiten, und wir sind zunehmend in der Lage, niedermolekulare Ziele für eine Vielzahl dieser zuvor esoterischen biochemischen Pfade zu entwerfen. Der Intermediärstoffwechsel (aka: Biochemie) ist nicht nur als grundlegender Baustein in der medizinischen Ausbildung relevant geworden, sondern steht kurz davor, einige echte therapeutische Durchbrüche zu liefern.

Also müssen Sie diese Dinge verstehen ... vorzugsweise, ohne ein Vermögen auszugeben oder sich in den geheimnisvollen Details zu verlieren. Je fokussierter, organisierter und relevanter Sie Biochemie auf Anhieb verstehen können, neben all dem anderen Material, das Sie in der Medizinausbildung beherrschen müssen, desto besser. Wenn es zugänglich und verständlich und prägnant ist, werden Sie darüber hinaus immer wieder darauf zurückkommen, wie der Besuch bei einem alten Freund. Einfach ausgedrückt, ist Vijay's Underground Guide to Medical Biochemistry and Metabolic Disease genau das, was Sie brauchen, und wirklich alles, was Sie brauchen, um Ihre biochemische Pumpe in Gang zu setzen ... und es liefert das grundlegende Gerüst für das Medizinstudium, die Prüfungen ... und darüber hinaus. Enthält es jedes Detail? Nein. Wenn Sie es kaufen und nicht lesen, werden Sie die Prüfungen bestehen? Nein. Enthält es alle Geheimnisse des Universums? Nicht wirklich. Was es jedoch tun wird, ist, Ihnen die Grundlagen auf eine klare und elegante Weise zu liefern, Ihre Gedanken zu organisieren und Ihre Ängste zu reduzieren. Ich weiß das aus erster Hand, weil die Studierenden, die wir unterrichtet haben, darauf schwören, und sie haben in dem Kurs – und darüber hinaus – großartig abgeschnitten.

Richard N. Mitchell MD, PhD
Harvard-MIT Division of
Health Sciences and Technology
Lawrence J. Henderson
Associate Professor of Pathology
Harvard Medical School
Boston, MA, USA

Vorwort

Der Zweck dieses Buches besteht darin, Studierenden effizient die Grundlagen der medizinischen Biochemie zu vermitteln, die jeder Medizinstudent wissen sollte. Nachdem ich drei Jahre lang an der Harvard Medical School in der Abteilung für Gesundheitswissenschaften und Technologie (HST) als Dozent für den Biochemiekurs tätig war, wurde mir klar, dass kein aktuelles Lehrbuch dieses Material effizient vermittelt. Angesichts der begrenzten Zeit und der ständig wachsenden Menge an Informationen da draußen hoffe ich, dass dieses Buch Ihnen alles bietet, was Sie wissen müssen, und nichts mehr.

Es gibt drei Strategien, um sich im Medizinstudium an etwas anzunähern. Die erste besteht darin, die Menge an Material zu sehen, das Sie vor Ihnen liegt, überwältigt zu sein und nur einen Teil dessen abzudecken, was Sie wissen müssen. Die zweite besteht darin, unzählige Tage und Nächte damit zu verbringen, alles durchzugehen, was Sie erhalten haben, und es bis ins kleinste Detail auswendig zu lernen. Die dritte besteht darin, wirklich zu verstehen, warum Sie das lernen, was Sie lernen, damit Sie sich diese Details auch in der Zukunft gut merken können, wenn Sie sie anwenden werden. Diese dritte Strategie ist eindeutig die ideale, aber schwer umzusetzen, weil wir nicht intrinsisch wissen, was die Schlüsselkonzepte sind, bevor wir beginnen. Hier soll dieses Buch Ihnen helfen. Ich habe versucht, Schlüsselpunkte zu betonen, damit Sie ein Verständnis dafür entwickeln können, was wichtig ist und was nicht – und sich nur auf das Wichtige konzentrieren!

Beim Nutzen dieses Buches sollte Ihr Ziel wirklich zweierlei sein: (1) die Punkte eines Stoffwechselweges zu verstehen, die zur Krankheitspathogenese beitragen, und (2) die Punkte dieser Wege zu verstehen, auf die therapeutisch abgezielt werden kann und die potenziell in der Zukunft anvisierbar sind. Wenn Sie jeden Weg mit diesen beiden Zielen im Kopf betrachten, wird er wirklich lebendig und trägt eine Bedeutung, die Sie vielleicht zuvor nicht einschätzen konnten. Die Bedeutung der Biochemie innerhalb der Medizin wächst zweifellos, es gibt neue Entdeckungen in allen Aspekten des Stoffwechsels, neue Arbeiten über den Warburg-Effekt im Kohlenhydratstoffwechsel, erweiterte Entdeckungen über die Pharmakologie von Eicosanoiden und Cholesterin im Bereich des Lipidstoffwechsels und die fortlaufende Untersuchung von Proteasom-Inhibitoren und Nukleotidmetabolismus-Inhibitoren als Chemotherapeutika innerhalb der Bereiche des Aminosäuren- und Nukleotidstoffwechsels. Biochemie zu verstehen wird zentral sein, um Patienten zu versorgen und neue Entdeckungen in der Medizin zu machen.

Der Großteil des Materials in diesem Buch wurde verfasst, als ich zum ersten Mal HST-Biochemie unterrichtete, und war hauptsächlich als Überprüfungsnotizen für die Studenten konzipiert. Meine Studenten waren so zufrieden mit meinen Notizen, dass sie eine Kopie in ein Buch gebunden und mir geschenkt haben. Sie nannten es "Vijay's Underground Guide to Biochemistry," woher der Titel dieses Buches ursprünglich kommt. Seit dieser Zeit haben mich zahlreiche Personen ermutigt, dieses Material in ein Buch zu verwandeln, damit mehr Menschen davon profitieren können. Es ist meine aufrichtige Hoffnung, dass ich durch die endgültige Zusammenstellung dieses Buches einen nützlichen Dienst für Medizinstudenten im ganzen Land geleistet habe.

Bei der Realisierung dieses Buches haben mir viele Menschen enorm geholfen. Meine erste Klasse von Studenten im Jahr 2008 inspirierte mich, die ursprünglichen Notizen zu schreiben, und ermutigte mich, sie in diesem Buch zu kompilieren. Dr. Richard N. Mitchell, der Associate Master of Health Sciences and Technology, und Dr. Charles N. Serhan, Professor für Anästhesiologie und Biochemie an der Harvard Medical School, gaben mir während dieses Prozesses unschätzbare Ratschläge. Ich muss meinen Eltern und meiner Schwester danken, die mir geholfen haben, das ursprüngliche Buch vor mehr als einem Jahrzehnt zusammenzustellen. Und, am wichtigsten, ich muss meiner Frau danken, die mich inspirierte, dieses Buch endlich mit Springer Nature zu veröffentlichen, und für die Unterstützung meines Schwiegervaters und meiner Schwiegermutter, ohne die ich diese finale Version nie hätte zusammenstellen können.

Mit meinen besten Grüßen, Vijay Yanamadala

Vijay Yanamadala MD, MBA, FAANS, FCNS
Hartford Healthcare
Quinnipiac University Frank H. Netter
School of Medicine Sword Health
Westport, CT, USA

Inhaltsverzeichnis

1 Kohlenhydratstoffwechsel 1
  Pyruvat-Metabolismus 10
    Pyruvat-Dehydrogenase 11
    Succinat-Thiokinase 13
    α-Ketoglutarat-Dehydrogenase-Komplex 13
  Oxidative Phosphorylierung 13
  Gifte der oxidativen Phosphorylierung 14
  Die mitochondrialen Shuttles des Kohlenhydratstoffwechsels 15
  Glykogen 17
    Glykogensynthese 18
    Glykogenolyse 21
  Die Glykogenspeicherkrankheiten (GSDs) 22
  Gluconeogenese 23
    Umwandlung von Pyruvat zu Phosphoenolpyruvat 23
    Umwandlung von Fructose-1,6-bisphosphat zu Fructose-6-phosphat 25
    Umwandlung von Glucose-6-phosphat zu Glucose 25
  Der Cori-Zyklus 26
  Hexose-Monophosphat-Shunt (Pentosephosphatweg) 26

Insulin und Glukagon: Regulation des
Glucosestoffwechsels 27
   Krankheiten............................... 29
Fructosestoffwechsel........................... 30
Der Sorbitweg................................ 31
Galactose-Stoffwechsel......................... 33
Biochemische Veränderungen bei körperlicher
Tätigkeit 34
Wichtige Krankheiten des
Kohlenhydratstoffwechsels...................... 35
   Wichtige Stoffwechselkrankheiten.............. 35
   Einige wichtige Enzymdefekte des Kohlen-
   hydratstoffwechsels.......................... 36

2 Lipidstoffwechsel............................. 37
Biologisch wichtige Lipide...................... 37
Essenzielle Fettsäuren.......................... 39
Schädliche Fette 39
Einfache Fettsäuren und Ernährung 39
Oxidation von Fettsäuren 43
   Transport in die Mitochondrien: Der Carnitin-
   Shuttle..................................... 43
   β-Oxidation................................ 47
   Energiebilanzierung 49
   Oxidation von ungesättigten Fettsäuren 49
   Peroxisomaler Fettsäurestoffwechsel 50
   Ketonkörperbildung 50
Lipogenese (Fettsäuresynthese) 53
Verlängerung von Fettsäuren 56
Synthese von einfach ungesättigten und mehrfach
ungesättigten Fettsäuren 57
Regulation der Fettsäuresynthese................. 57
Insulin im Fettsäurestoffwechsel 57
Vergleich und Gegenüberstellung von Fettsäure-
synthese und -oxidation 58
Stoffwechsel von Glycerolipiden 58
Stoffwechsel von Sphingolipiden 61
Die Sphingolipidosen und Sulfatidoses 61

Eicosanoide.. 66
Wesentliche Unterschiede zwischen den Klassen
von Eicosanoiden 71
Stoffwechselveränderungen beim Fasten............ 72
Cholesterin 73
Cholesterinbiosynthese.......................... 73
Regulation der HMG-CoA-Reduktase 76
Lipidtransport................................... 77
ApolipoproteineLDL: Zusammenfassung 77
Chylomikronen.................................. 77
Zusammenfassung zu Chylomikronen.............. 80
VLDL, IDL und LDL............................ 80
VLDL: Zusammenfassung 82
LDL: Zusammenfassung......................... 83
HDL und reverser Transport von Cholesterin 83
HDL: Zusammenfassung 84
Andere bemerkenswerte Lipoproteine 84
Defekte des Lipidtransports 85
   Lipidsenkende Medikamente 85
Klinische Aspekte der Cholesterinhomöostase........ 88
   Ein Modell der Atherogenese................... 88
Cholesterinstoffwechsel 89
Gallensäuren.................................... 89
Steroide... 90
Kongenitale Nebennierenhyperplasie.............. 91
Androgene....................................... 93
Weibliche Geschlechtshormone 93
Vitamin D....................................... 93
Wichtige Krankheiten des Lipidstoffwechsels........ 94
   Wichtige Stoffwechselkrankheiten............... 94
   Defekte des Lipidtransports (Tab. 2.4)............ 95
   Einige wichtige Enzymdefekte des
   Lipidstoffwechsels 95

3 Aminosäurestoffwechsel........................ 97
Biologisch wichtige Aminosäuren 97
Überblick über den Aminosäurestoffwechsel........ 99

Biosynthese der ernährungsphysiologisch nicht
essenziellen Aminosäuren. 100
Wichtige Aminosäurederivate 107
Das Wesentliche der Proteinsynthese. 109
Proteinabbau. 110
Aminosäureabbau. 112
Der Harnstoffzyklus 113
   Regulation des Harnstoffzyklus 115
   Hepatische Enzephalopathie. 117
Ammoniaktransport: Der Glutaminzyklus 119
Der Alaninzyklus 119
Katabolismus der Kohlenstoffskelette 120
Insulin und Glukagon im Aminosäurestoffwechsel 126
Porphyrinsynthese und die Porphyrien. 126
Hämoglobin. 127
Porphyrinabbau. 130
Wichtige Krankheiten des
Aminosäurestoffwechsels. 130
   Wichtige Stoffwechselkrankheiten. 130
   Einige wichtige Enzymdefekte im
   Aminosäurestoffwechsel. 131

4 Nukleotidstoffwechsel. 133
Biologisch wichtige Nukleotide 133
Purin-Nukleotid-Biosynthese 135
Regulation der De-novo-Purinbiosynthese. 139
Chemotherapeutische Wirkstoffe, die Enzyme der
Purinsynthese blockieren 139
Purinrecycling. 140
Synthese von Desoxyribonukleotiden. 141
Purinabbau: Die Produktion von Harnsäure 142
Harnsäurepools 144
Ursachen von Hyperurikämie. 145
Pathophysiologie und klinische Manifestationen
von Gicht. 145
   Behandlung. 146
Pyrimidinbiosynthese 147
Regulation der Pyrimidinbiosynthese. 149

Chemotherapeutische Wirkstoffe, die Enzyme der
Pyrimidinsynthese blockieren.................... 150
Pyrimidinrecycling............................ 151
Pyrimidinabbau............................... 151
Vernünftige Medikamentenentwicklung............ 151
Wichtige Krankheiten des Nukleotidstoffwechsels.... 152
  Wichtige Stoffwechselkrankheiten............... 152
  Einige wichtige Enzymdefekte des
  Nukleotidstoffwechsels........................ 153

5 Vitamine...................................... 155
NAD$^+$/NADH und FAD/FADH$_2$: Die
biologischen REDOX-Reagenzien................. 155
  Ein kurzer Überblick über die REDOX-Chemie.... 155
  Kopplung von Redoxreaktionen: Die Bedeutung
  der energetischen Übereinstimmung.............. 159
  NAD$^+$/NADH.............................. 160
  FAD/FADH$_2$................................ 161
Pyridoxin, Pyridoxal und Pyridoxamin: Die
Chemie von Vitamin B$_6$........................ 161
  Pyridoxalphosphat (PLP): Chemische Reaktivität... 162
Folsäure und Vitamin B12: Ein-Kohlenstoff-Chemie... 164

Über den Autor

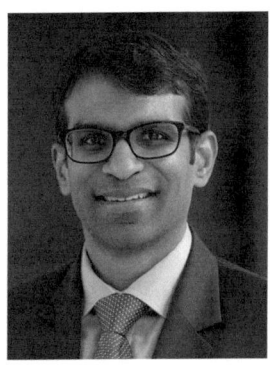

Vijay Yanamadala ist ein Facharzt für Neurochirurgie, der sich auf die Behandlung von Wirbelsäulenerkrankungen spezialisiert hat. Er absolvierte sein Grundstudium an der Harvard University, wo er Biochemie studierte. Er schloss auch einen Masterstudiengang in Organischer Chemie an der Harvard University ab, bevor er seinen Doktortitel in Medizin an der Harvard Medical School erwarb. Seine Facharztausbildung in Neurochirurgie absolvierte er am Massachusetts General Hospital.

Er ist derzeit außerordentlicher Professor für Chirurgie (Neurochirurgie) an der Quinnipiac University Frank H. Netter School of Medicine und fungiert als System Medical Director of Spine Quality bei Hartford Healthcare, dem größten Gesundheitssystem im Bundesstaat Connecticut. Er hat umfangreiche Lehrerfahrung, insbesondere in der medizinischen Biochemie.

In seiner klinischen Praxis behandelt er medizinische Zustände einschließlich Skoliose, Wirbelsäulentrauma, spinale Gefäßerkrankungen und Wirbelsäulendeformitäten. Er hat über 80 wissenschaftliche Arbeiten veröffentlicht und zahlreiche Auszeichnungen für die sichere und effektive Behandlung komplexer Wirbelsäulenerkrankungen durch fortschrittliche und innovative Techniken in Verbindung mit der Verwendung von multidisziplinären Teams erhalten. Ein Großteil seiner Arbeit hat sich auf eine bessere Koordination der muskuloskelettalen Versorgung und die Vermeidung von Eingriffen und Operationen durch die Integration von Pflege konzentriert.

Er ist auch ein bahnbrechender Chirurg, der zu den ersten Chirurgen in der Dreistaatenregion und in Neuengland gehörte, die eine wache Wirbelsäulenfusion-Operation anboten. Er war auch der zweite Chirurg weltweit, der eine patientenspezifische Wirbelsäulenfusion-Operation anbot. Er hat internationale Wirbelsäulen-Operationsmissionen in Kenia, Indien, Mongolei und Sri Lanka durchgeführt und während dieser Reisen unzählige kostenlose Operationen durchgeführt. Er ist zertifiziert durch das Safety in Spine Surgery Project (S3P) und ist Mitglied der American Association of Neurological Surgeons, des Congress of Neurological Surgeons, der North

American Spine Society und der Scoliosis Research Society.

Er fungiert auch als leitender medizinischer Direktor für Sword Health, den führenden Innovator für künstliche Intelligenz im Gesundheitssektor.

Kohlenhydratstoffwechsel 1

Biologisch wichtige Monosaccharide kommen in der Natur als D-Isomere vor. Monosaccharide werden in zwei Hauptkategorien unterteilt: **Aldosen** und **Ketosen**, abhängig vom Oxidationszustand des Carbonyl-Kohlenstoffatoms. Glucose stellt die wichtigste Aldose dar, während Fructose die wichtigste Ketose darstellt. Zucker werden traditionell auf drei verschieden Arten dargestellt: (1) offenkettig (acyclisch) als Fisher-Projektionen; (2) cyclisch als Haworth-Projektionen; (3) cyclisch mit Darstellung der Konformation. Glucose wird in diesen drei Formen in Abb. 1.1 gezeigt.

Glucose ist das wichtigste Monosaccharid, sie dient als wichtigster metabolischer Brennstoff und ist der gemeinsame Vorläufer aller anderen im Körper synthetisierten Monosaccharide und Polysaccharide. Sie kommt natürlich in drei Hauptformen vor, die in Abb. 1.2 dargestellt sind. Diese sind biologisch relevant, da bestimmte katabole und anabole Reaktionen diese Konformere selektiv nutzen. Viele andere cyclische und offenkettige Formen existieren, sind aber nicht besonders wichtig. Beachten Sie in der offenkettigen Form, dass am Kohlenstoffatom 1 ein Aldehyd vorliegt. Deshalb wird Glucose als Aldose eingestuft.

β-D-Glucose (β-D-Glucopyranose) ist die physiologisch vorherrschende Form, obwohl α-D-Glucose (α-D-Glucopyranose) auch in erheblichen Konzentrationen vorkommt. Die offenkettige Form ist relativ selten. Das anomere Kohlenstoffatom ist das Kohlenstoffatom, dessen Stereochemie die α- oder

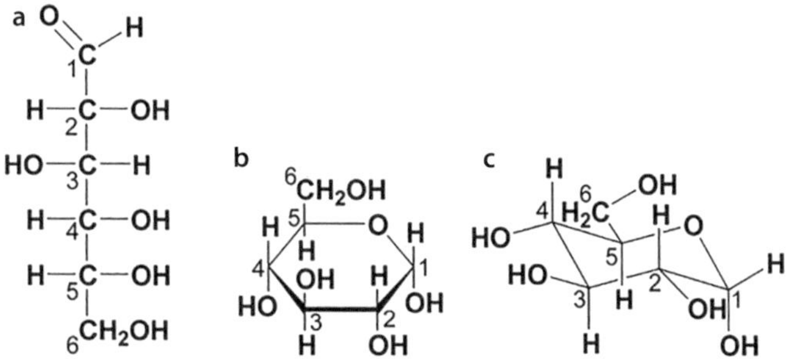

Abb. 1.1 D-Glucose in ihrer (**a**) Fischer-Projektion, (**b**) Haworth-Projektion und (**c**) Sessel-Konfiguration

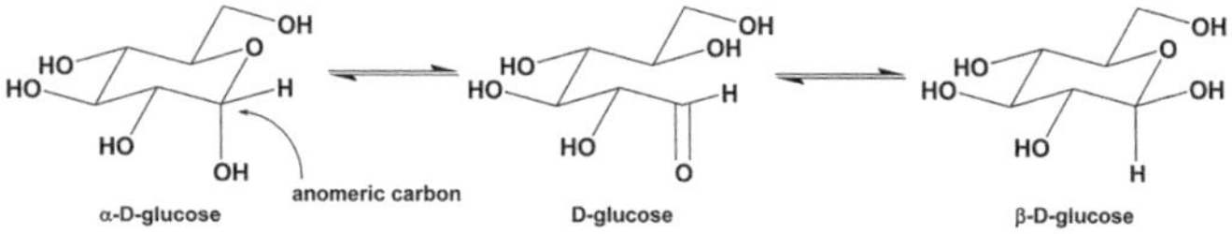

Abb. 1.2 Glucose, in ihren üblichen cyclischen Formen dargestellt

β-Bezeichnung bestimmt. Das alpha-Kohlenstoffatom ist das Kohlenstoffatom, dessen Stereochemie die gesamte stereochemische Bezeichnung des Moleküls bestimmt. D-Glucose besitzt *R*-Konfiguration am alpha-Kohlenstoffatom, während L-Glucose *S*-Konfiguration am alpha-Kohlenstoffatom hat. *Die D- und L-Bezeichnungen haben nichts mit der Drehung von eben polarisiertem Licht zu tun, sie sind ein unglückliches Relikt aus der Vergangenheit der Biochemie.*

Polymere von Glucose umfassen Glykogen, Stärke und Zellulose. Glykogen und Stärke sind Polymere von α-D-Glucose und sind somit vom menschlichen Körper metabolisierbar. Im Gegensatz dazu ist Zellulose ein Polymer von β-D-Glucose und ist somit vom menschlichen Körper nicht metabolisierbar. Es ist der wichtigste Ballaststoff in der Ernährung.

1 Kohlenhydratstoffwechsel

Fructose gehört zu den **weiteren *Hexosen, es ist*** ein Isomer von Glucose, das jedoch zu den Ketosen gehört. Fructose ist im Wesentlichen Glucose, bei der der Aldehyd an Kohlenstoffatom 1 zu einem Alkohol reduziert und die Alkoholfunktion an Kohlenstoffatom 2 zu einem Keton oxidiert wurde, daher ihre Kategorisierung als Ketose. Diese Struktur ist in Abb. 1.3 dargestellt. ***Ein wichtiges Polymer von Fructose ist Inulin, das im Darm nicht zu Oligosacchariden verdaut wird.***

Galactose ist ein Isomer (Epimer) von Glucose, bei dem Kohlenstoffatom 4 die entgegengesetzte Stereochemie aufweist. Galactose und Glucose werden im Körper durch einen Mechanismus, der später beschrieben wird, ineinander umgewandelt.

Beim Kohlenhydratstoffwechsel steht die Glykolyse im Mittelpunkt, der Hauptweg, über den Glucose genutzt wird. Ein Überblick über die wichtigsten Aspekte des Kohlenhydratstoffwechsels wird in Abb. 1.4 gezeigt.

Natürlich ist der erste Schritt im Kohlenhydratstoffwechsel, der weitgehend ignoriert wird, die Verdauung von Nahrungskohlenhydraten und die Aufnahme von Monosacchariden. Die Verdauung wird in der Regel in Kursen zur gastrointestinalen Pathophysiologie gelehrt und wird daher hier nur kurz behandelt. Kurz gesagt wird die Aufnahme von Glucose durch den Na^+-Glucose-Cotransporter (**SGLT1**) der Enterozyten vermittelt. Die intrazellulären Na^+-Konzentrationen werden durch die Wirkung der Na^+/K^+-ATPase niedrig gehalten, und dieser Na^+-Gradient treibt den Cotransport von Na^+ und Glucose an. Daher ist der Transport von Glucose in die Enterozyten energieabhängig.

Abb. 1.3 Fructose

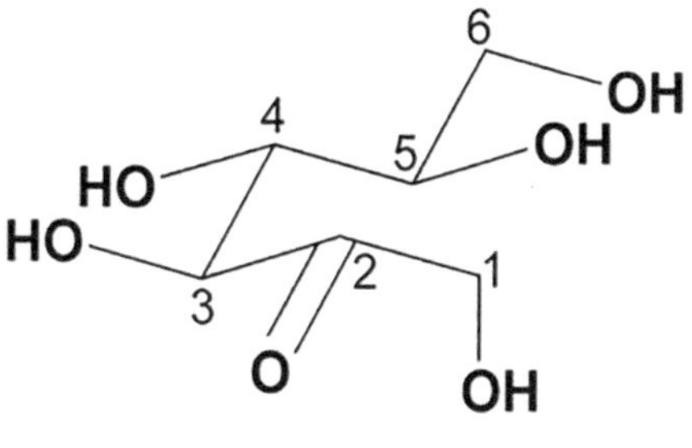

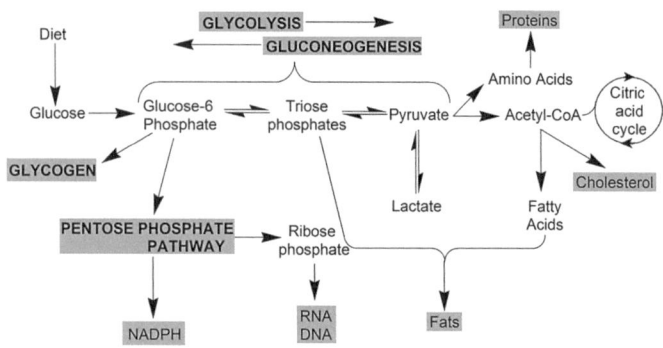

Abb. 1.4 Überblick über den Kohlenhydratstoffwechsel

Die GLUT-Familie der Hexosetransporter ermöglicht die passive Diffusion von Glucose entlang ihres Konzentrationsgradienten.

GLUT2 ist ein Transporter mit geringer Affinität, der den Transport von Glucose bei hohen Konzentrationen ermöglicht. Er ist auf der basolateralen Membran der Enterozyten lokalisiert und ermöglicht die Diffusion der von SGLT1 aufgenommenen Glucose in die interstitielle Flüssigkeit und letztendlich ins Blut. GLUT2 ist auch in der Leber und im Pankreas vorhanden, wo er hauptsächlich während Phasen von hohem Blutzuckerspiegel die Aufnahme ermöglicht, um die Glykogensynthese und die Insulinfreisetzung in diesen beiden Geweben zu induzieren.

GLUT1 wird konstitutiv im Gehirn, in Erythrozyten und in anderen Zellen exprimiert und ermöglicht die konstitutive Aufnahme von Glucose in diesen Zellen. *Daher überfluten bei diabetischen hyperglykämischen Zuständen hohe Konzentrationen von Glucose Neuronen und Erythrozyten, schädigen diese Zellen und führen zu diabetischer Neuropathie und Erythrozytenfunktionsstörungen.*

GLUT4 ist der insulinempfindliche Glucosetransporter, der in Skelettmuskel- und Fettgewebe vorhanden ist. GLUT4 ist im Allgemeinen in Vesikeln im Zytosol lokalisiert. Der Insulinsignalweg aktiviert PI3K (Phosphoinositid-3-Kinase). Dies führt dazu, dass Vesikel, die GLUT4 enthalten, mit der Plasmamembran verschmelzen, was einen verstärkten Glucosetransport ermöglicht. Diese Gewebe nehmen hauptsächlich Glucose auf, wenn die Insulinspiegel hoch sind, aber alternative Wege wie die Aktivierung von AMPK (AMP-abhängige Kinase) können ebenfalls die Translokation von GLUT4 zur Plasmamembran induzieren.

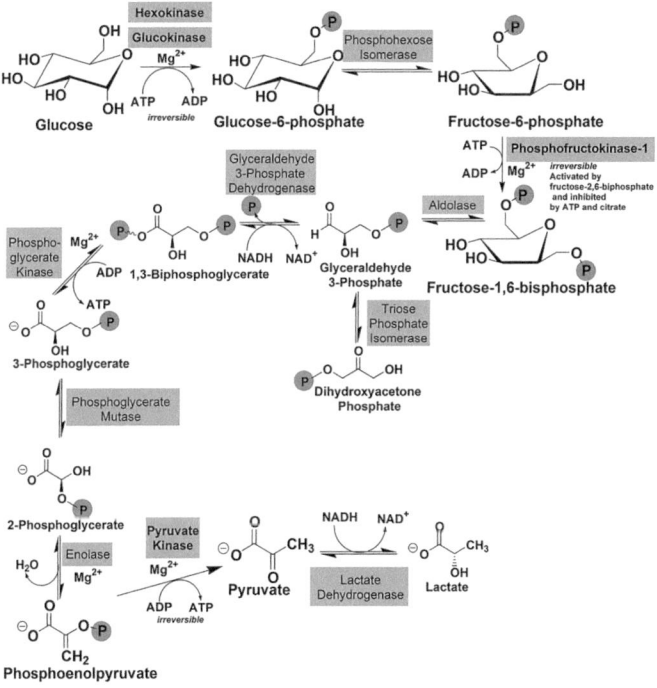

Abb. 1.5 Glykolyse. Wichtige Enzyme, die Sie kennen sollten, sind diejenigen, die die irreversiblen Schritte katalysieren, Hexokinase (Glucokinase), Phosphofructokinase-1 und Pyruvatkinase. Phosphofructokinase-1 katalysiert den geschwindigkeitsbestimmenden Schritt in der Glykolyse und damit den am stärksten regulierten Schritt

GLUT5 ist ein Fructosetransporter.
Die *Glykolyse* ist klassischerweise durch zehn enzymatische Reaktionen gekennzeichnet, die aus jedem Molekül Glucose zwei Moleküle Pyruvat erzeugen, zusammen mit einer Nettobilanz von zwei ATP und zwei NADH. Die Schritte der Glykolyse sind in Abb. 1.5 dargestellt.

Schritt 1: Phosphorylierung von Glucose
Dieser Schritt, detaillierter dargestellt in Abb. 1.6, ist *unumkehrbar* und wird entweder durch Hexokinase oder Glucokinase katalysiert. Hexokinase ist ein konstitutiv aktives Enzym, das einen kleinen K_m-Wert hat und in jeder Zelle des Körpers vorhanden ist. Die Reaktion dient dazu, Glucose in der Zelle als Glucose-6-phosphat (G6P) zu fangen (Glucose-6-phosphat kann die Zelle nicht verlassen) und leitet auch Glucose in die Zelle, indem sie die Konzentrationen von freier Glucose niedrig hält. Es ist somit eine *Fluss erzeugende* Reaktion. Glucokinase ist in der **Leber** und **Bauchspeicheldrüse** vorhanden und hat einen hohen K_m-Wert, was bedeutet, dass sie hauptsächlich bei hohen Glucosekonzentrationen funktioniert. Der niedrige K_m-Wert der Hexokinase führt dazu, dass sie bereits bei niedrigen Glucosekonzentrationen gesättigt wird, ohne dass sich die Reaktion bei unterschiedlichen Glucosekonzentrationen wesentlich verändert. *Hexokinase, aber nicht Glucokinase, wird zusätzlich durch*

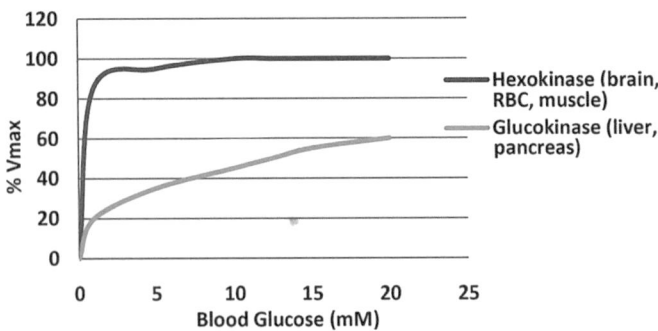

Abb. 1.6 Die Enzymkinetik von Hexokinase und Glucokinase

1 Kohlenhydratstoffwechsel

ihr Produkt Glucose-6-phosphat gehemmt Der hohe K_m-Wert der Glucokinase bedeutet hingegen, dass sie die Rate der Glucosephosphorylierung über den physiologischen Bereich modulieren kann. Ihre Rate der Glucosephosphorylierung steigt erheblich, wenn die Glucosekonzentrationen steigen. *Ein Molekül ATP wird in diesem Schritt verbraucht.* Die Kinetik dieses Schritts wird in Abb. 1.7 gezeigt.

Schritt 2: Isomerisierung von Glucose-6-phosphat zu Fructose-6-phosphat

Phosphohexose-Isomerase katalysiert diesen Schritt.

Schritt 3: Phosphorylierung von Fructose-6-phosphat

Dies ist der geschwindigkeitsbestimmende Schritt der Glykolyse und ist der am stärksten regulierte Schritt. *Die Details dieses Schritts zu verstehen ist wesentlich für das Verständnis der Regulation und Dysregulation der Glykolyse.* Fructose-6-phosphat wird in der 1-Position durch **Phosphofructokinase-1** phosphoryliert. *Dieses Enzym wird durch ATP und Citrat negativ reguliert, beides sind Marker für*

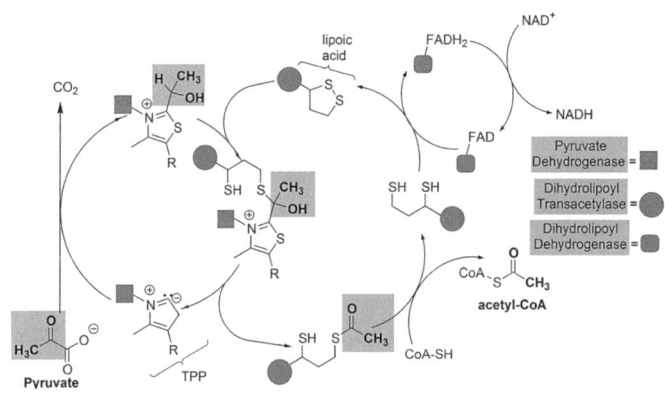

Abb. 1.7 Pyruvat wird durch den Pyruvat-Dehydrogenase-Komplex, der aus den drei Enzymen Pyruvat-Dehydrogenase, Dihydrolipoyl-Transacetylase und Dihydrolipoyl-Dehydrogenase besteht, zu Acetyl-CoA und CO_2 umgewandelt. Pyruvat-Dehydrogenase verwendet Thiamin und Liponsäure als Cofaktoren und erzeugt Acetyl-Liponsäure. Liponsäure wird dann gegen Coenzym A ausgetauscht, um Acetyl-CoA zu erzeugen. Die Funktion der anderen beiden Enzyme ist die Regeneration von Liponsäure

Endprodukte der Glykolyse. Wie Sie sehen werden, wird das von Pyruvat-Dehydrogenase synthetisierte Acetyl-CoA verwendet, um Oxalacetat zu Citrat als Teil des Tricarbonsäurezyklus (TCA-Zyklus) zu transformieren. *Alternativ wird es durch Fructose-2,6-bisphosphat (F2,6BP) und AMP aktiviert.* Dies wird durch das Enzym **Phosphofructokinase-2/Fructose-2,6-bisphosphatase**produziert. Dies ist ein bifunktionelles Enzym, das Fructose-6-phosphat mit ATP zu F2,6BP phosphorylieren und es durch Freisetzung von anorganischem Phosphat zurück zu Fructose-6-phosphat dephosphorylieren kann. *Bedenken Sie, dass dies keine reversible Reaktion ist. Dies ist ein bifunktionelles Enzym, das zwei irreversible Reaktionen katalysiert. Ein Molekül ATP wird bei diesem Schritt verbraucht.* Die Kinase-Aktivität und Phosphatase-Aktivität von Phosphofructokinase-2/Fructose-2,6-bisphosphatase werden streng durch Insulin- und Glukagonsignalwege reguliert. Die Phosphorylierung dieses Enzyms durch Proteinkinase A (PKA), die durch den Glukagonsignalweg ausgelöst wird, erhöht die Phosphatase-Aktivität und verringert die Kinase-Aktivität. Die Dephosphorylierung dieses Enzyms, die durch den Insulinsignalweg ausgelöst wird, führt zu erhöhter Kinase-Aktivität und verminderter Phosphatase-Aktivität.

Schritt 4: Umgekehrte Aldol-Reaktion (Retroaldolreaktion)

Aldolase katalysiert die umgekehrte Aldol-Reaktion, bei der zwei Triosemoleküle, Dihydroxyaceton-1-phosphat (DHAP) und Glyceraldehyd-1-phosphat (GAP), aus Fructose-1,6-bisphosphat entstehen. *Erblich bedingter Aldolase-A-Mangel in Erythrozyten verursacht hämolytische Anämie, da reife Erythrozyten, die keine Mitochondrien besitzen, vollständig auf die Glykolyse zur ATP-Synthese angewiesen sind.*

Schritt 5: Isomerisierung von Dihydroxyacetonphosphat zu Glyceraldehydphosphat

Das Gleichgewicht zwischen DHAP und GAP liegt zugunsten von DHAP, das in einer 20-fach höheren Konzentration als GAP im Zytoplasma einer Zelle vorhanden ist. Allerdings wird GAP für die endgültige Produktion von Pyruvat in der Glykolyse benötigt und ist das aktive Substrat für den nächsten

Schritt der Glykolyse. Daher ist **Triosephosphat-Isomerase** (TIM) ein notwendiges Gleichgewichtsenzym, das das System schnell neu ausgleicht, um eine ständige Versorgung mit GAP für den Fortschritt der Glykolyse zu gewährleisten. TIM ist eines der effizientesten bekannten Enzyme – die Reaktionsgeschwindigkeit wird nur durch die Diffusionsrate seiner Substrate begrenzt!

Schritt 6: Erzeugung von NADH durch oxidative Phosphorylierung von GAP

GAP wird durch Glyceraldehyd-1-phosphat-Dehydrogenase (GAPDH) zu 1,3-Bisphosphoglycerat (1,3BPG)oxidativ phosphoryliert, wobei ein Molekül NAD$^+$ zu NADH reduziert wird. Somit werden während dieses Schrittes pro Molekül Glucose zwei Moleküle NADH produziert. Beachten Sie, dass der Schritt entscheidend von der Verfügbarkeit von NAD$^+$ abhängt und die Glykolyse bei dessen Abwesenheit zum Stillstand kommt. Dies ist der Zweck der Lactatbildung, wie unten diskutiert wird.

Schritt 7: Erzeugung von ATP durch die Dephosphorylierung von 1,3-Bisphosphoglycerat

Glyceratkinase katalysiert die Bildung von ATP aus ADP durch die Dephosphorylierung des Carboxylphosphats von 1,3BPG, wobei 3-Phosphoglycerat entsteht. Wichtig ist, dass in Erythrozyten ein alternativer Weg die Bildung von 2,3-Bisphosphoglycerat (2,3BPG), einem wichtigen allosterischen Regulator von Hämoglobin, ermöglicht. 1,3BPG wird durch Bisphosphoglyceratmutase zu 2,3BPG isomerisiert, und 2,3BPG kann dann durch 2,3-Bisphosphoglycerat-Phosphatase zu 3-Phosphoglycerat metabolisiert werden. Dies erlaubt jedoch nicht die Bildung von ATP.

Schritt 8: Isomerisierung von Phosphoglycerat

Phosphoglycerat-Mutase isomerisiert 3-Phosphoglycerat zu 2-Phosphoglycerat.

Schritt 9: Dehydratisierung von 2-Phosphoglycerat

Enolase dehydratisiert 2-Phosphoglycerat, es entsteht 2-Phosphoenolpyruvat.

Schritt 10: Erzeugung von Pyruvat

Pyruvatkinase produziert ATP durch Dephosphorylierung von Phosphoenolpyruvat, wobei das Endprodukt der Glykolyse, Pyruvat, entsteht. ***Pyruvatkinase wird durch Fructose-1,6-bisphosphat aktiviert und durch ATP und Alanin gehemmt***, was erneut das Konzept der Substrataktivierung und Produktinhibition für Stoffwechselwege aufgreift. ***Erblicher Pyruvatkinasemangel in Erythrozyten verursacht hämolytische Anämie.*** Jedes durch Glykolyse produzierte Molekül NADH kann entweder zwei oder drei ATP erzeugen, abhängig davon, welcher **Mitochondrien-Shuttle** verwendet wird, um seine Reduktionsäquivalente für die oxidative Phosphorylierung zur mitochondrialen Matrix zu übertragen. Wenn der **Glycerolphosphat-Shuttle**verwendet wird, wird jedes NADH zwei ATP erzeugen. Wenn der **Malat-Aspartat-Shuttle (Malat-Shuttle)** verwendet wird, wird jedes NADH drei ATP erzeugen. Die Details dieser Shuttles werden später diskutiert.

Pyruvat-Metabolismus

Pyruvat ist Substrat für eine Reihe von Reaktionen. In der durchschnittlichen Zelle wird Pyruvat zum Substrat für **Pyruvat-Dehydrogenase**, einem mitochondrialen Enzym, das Pyruvat decarboxyliert und Acetyl-Coenzym A (Acetyl-CoA) produziert. Der Mechanismus wird unten diskutiert. Unter reduzierenden Bedingungen (wie Hypoxie) oder in Zellen, die keine Mitochondrien haben (wie Erythrozyten), wird Pyruvat durch **Lactat-Dehydrogenase** zu Lactat reduziert. Dies verbraucht NADH, wodurch NAD^+ für die fortgesetzte Glykolyse verfügbar gemacht wird. Daher verbraucht dies alles in der Glykolyse produzierte NADH, was unter diesen Bedingungen ein Nettoergebnis von **zwei ATP**-Molekülen pro Glucosemolekül ergibt (weil es keine Netto-NADH-Produktion gibt). Alternativ kann Pyruvat durch **Alanin-Aminotransferase** (ALT; auch bekannt als Serum-Glutamat-Pyruvat-Transaminase, SGPT) in die Aminosäure Alanin umgewandelt werden. Es gibt auch viele weitere Reaktionen.

Pyruvat-Dehydrogenase

Unter oxidativen Bedingungen wird Pyruvat leicht in die Mitochondrien aufgenommen, wo es durch Pyruvat-Dehydrogenase in einer komplexen Reaktion, die fünf Vitamin-Cofaktoren (Thiamin als Thiamindiphosphat, Riboflavin als FAD, Niacin als NAD^+, Pantothensäure in Coenzym A und Liponsäure) und dreierlei Ionen (Ca^{2+}, Mg^{2+} und PO_4^{3-}) benötigt, zu Acetyl-Coenzym A (Acetyl-CoA) decarboxyliert wird. Dies ist eine komplexe Reaktion, wie in Abb. 1.8 dargestellt, und wird stark durch Insulin und andere Metaboliten reguliert, wie in Abb. 1.9 gezeigt.

Mutationen in der Pyruvat-Dehydrogenase führen zu angeborener Milchsäureazidose. Arsenit und Quecksilber-Ionen reagieren mit den Thiolgruppen der Liponsäure und hemmen so die Pyruvat-Dehydrogenase, ebenso wie ein Mangel an Thiamin in der Nahrung, was ebenfalls zu Milchsäureazidose führt. Vergiftung durch Arsenverbindungen äußert sich durch Erbrechen, Reiswasserstühle und Knoblauchatem. Viele Alkoholiker leiden unter Thiaminmangel (sowohl aufgrund einer schlechten Ernährung als auch, weil Alkohol die Thiaminaufnahme hemmt) und können eine potenziell tödliche Pyruvat- und Milchsäureazidose entwickeln.

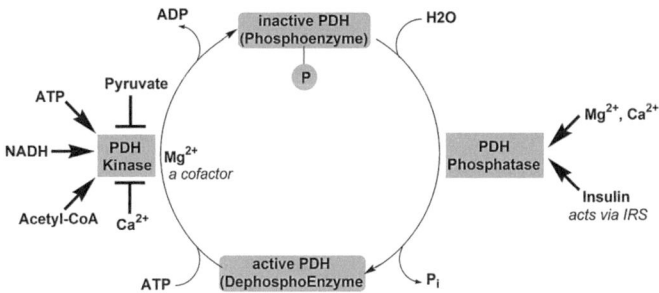

Abb. 1.8 Pyruvat-Dehydrogenase ist ein stark reguliertes Enzym. Sowohl seine Endprodukte, Acetyl-CoA, NADH und ATP, als auch Insulin und Kationen regulieren seine Funktion, wie im Text dargestellt. Pfeile zeigen die Aktivierung an, während Striche die Hemmung anzeigen

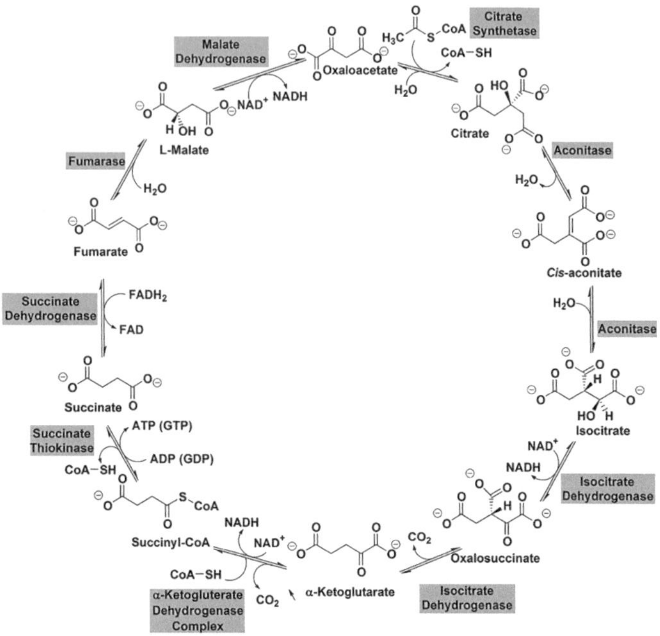

Abb. 1.9 Der Tricarbonsäurezyklus(Krebs-Zyklus, TCA-Zyklus), durch den Acetyl-CoA zu CO_2 und drei Molekülen NADH, einem Molekül $FADH_2$ und einem Molekül ATP oder GTP umgewandelt wird. Die Energie in NADH und $FADH_2$ wird letztendlich durch oxidative Phosphorylierung in ATP gespeichert. Wichtig ist, dass der TCA-Zyklus als Einstiegspunkt für eine Reihe anderer sich überschneidender Stoffwechselwege dient, wie in Kap. 4 diskutiert wird

Der *Tricarbonsäurezyklus (TCA-Zyklus; Krebs-Zyklus; Citronensäurezyklus)* ist ein wichtiger **amphiboler** Weg(ein Weg, der sowohl katabole als auch anabole Zwecke erfüllt). Katabolisch ermöglicht er durch die oxidative Phosphorylierungskette die Erzeugung von ATP aus Acetyl-CoA, das durch Pyruvat-Dehydrogenase synthetisiert wird, indem NADH und $FADH_2$ produziert werden. Anabolisch ist er wichtig für die Gluconeogenese, Lipogenese und die Umwandlung von Aminosäuren ineinander.

Die Enzyme des TCA-Zyklus befinden sich in der mitochondrialen Matrix.

Succinat-Thiokinase

Die Leber und die Niere (Gewebe, die zur Gluconeogenese fähig sind) enthalten zwei Isoformen der Succinat-Thiokinase; eine Form, die ATP aus ADP produziert (die Isoform, die in allen Geweben vorkommt), und eine andere, die GTP aus GDP produziert. Diese Isoform ist in den gluconeogenetischen Geweben wichtig, weil GTP für die Funktion der Phosphoenolpyruvat-Carboxykinase, einem essenziellen Enzym in der Gluconeogenese, unerlässlich ist.

Merkhilfe **Z**itronen **i**m **K**oma **s**ind **s**uper **f**ür **m**eine **O**ma (dies gibt Ihnen jede der Zwischenstufen im TCA-Zyklus in der richtigen Reihenfolge).

α-Ketoglutarat-Dehydrogenase-Komplex

Dieser Enzymkomplex ist analog zum Pyruvat-Dehydrogenase-Komplex und benötigt die gleichen Cofaktoren.

Oxidative Phosphorylierung

Die an der oxidativen Phosphorylierung beteiligten Enzyme befinden sich innerhalb der inneren Mitochondrienmembran. Die oxidative Phosphorylierung ermöglicht die Umwandlung von Energie in Form von NADH und $FADH_2$, die im TCA-Zyklus und der Glykolyse produziert werden, in ATP. Sie ist vollständig von Sauerstoff abhängig, der als letzter Elektronenakzeptor in der Kette fungiert. Die wichtigste physiologische Funktion von molekularem Sauerstoff besteht darin, als letzter Elektronenakzeptor während der Atmung zu dienen. Die **chemiosmotische Theorie** besagt, dass der durch die Elektronentransportkette erzeugte Protonengradient, der unten gezeigt wird, die treibende Kraft für die ATP-Synthese durch die F0/F1-ATPase ist. Protonen fließen aufgrund der ATPase-Aktivität zurück in die mitochondriale Matrix, und dies bewirkt die Phosphorylierung von ADP zu ATP. ATP/ADP-Austauscher existieren in der inneren Mitochondrienmembran, die ADP im Zytosol gegen ADP in der Matrix austauschen. *Der elektrochemische Gradient über die innere Mitochondrienmembran begünstigt den Export von ATP (das vierfach geladen ist) und den Import von ADP (das dreifach geladen ist).* Daher dient der Protonengradient nicht nur zur Förderung der ATP-Synthese, sondern ist auch wichtig für den ATP-Export ins Zytosol.

Wichtig ist, dass innerhalb der Elektronentransportkette NADH bei Komplex I eintritt, während $FADH_2$ bei Komplex II eintritt. Daher bewirkt NADH die Translokation von etwa 3–4 Protonen mehr als $FADH_2$. Dies erklärt einen grundlegenden und wichtigen Unterschied zwischen der Energetik von NADH und $FADH_2$: *NADH liefert ~3 ATP pro Molekül, während $FADH_2$ ~2 ATP pro Molekül liefert.*

Gifte der oxidativen Phosphorylierung

Ionophore (Entkoppler) ermöglichen die Aufhebung des Protonengradienten und verhindern somit die ATP-Synthese. **Dinitrophenol** ist ein klassischer Entkoppler. Zusätzlich gibt es einen physiologischen Entkoppler, **Thermogenin (UCP1)**, der im braunen Fettgewebe vorhanden ist und dazu dient, Wärme zu erzeugen, indem einfach die im Protonengradienten gespeicherte Energie abgebaut wird. Es ist der primäre Mechanismus, mit dem menschliche Säuglinge ihre Körpertemperatur aufrechterhalten. **Aspirin** kann auch als Entkoppler wirken, weshalb eine Aspirinüberdosis mit Fieber verbunden sein kann!

Oligomycin hemmt direkt die F0/F1-ATPase und verhindert somit die ATP-Synthese. Dies ist mit einem erhöhten Protonengradienten über die innere Mitochondrienmembran verbunden.

Rotenon, CN^- (Cyanid), Antimycin A und CO (Kohlenmonoxid) hemmen direkt die verschiedenen Elektronentransportkomplexe und verhindern somit die Entwicklung des für die ATP-Synthese essenziellen Protonengradienten.

MELAS (Mitochondriale Enzephalopathie, Lactatazidose und Schlaganfall) ist ein erblicher Mangel an Komplex I oder

Komplex IV. *Es gibt mehrere andere mitochondriale Störungen, dazu gehören auch Mutationen in den Proteinen der Atmungskette, die meisten von ihnen weisen schwerwiegende Phänotypen auf.*

Die mitochondrialen Shuttles des Kohlenhydratstoffwechsels

NADH, das während der Glykolyse produziert wird, muss letztendlich in den Mitochondrien oxidiert werden, um ATP zu erzeugen. Die innere mitochondriale Membran ist jedoch für NAD^+ und NADH undurchlässig. Daher sind zwei Shuttles entstanden, um die Elektronen von NADH in die Mitochondrien zu transportieren. Dies sind der **Glycerolphosphat-Shuttle** und der **Malat-Aspartat-Shuttle**.

Der Glycerolphosphat-Shuttle, dargestellt in Abb. 1.10, ermöglicht die Produktion von ~2 ATP pro während der Glykolyse produziertem NADH. Im Zytosol reduziert Glycerol-3-phosphat-Dehydrogenase Dihydroxyacetonphosphat (DHAP), das von Aldolase produziert wird, zu Glycerol-3-phosphat. Diese Reaktion regeneriert zytosolisches NAD^+ für die fortgesetzte Glykolyse. Glycerol-3-phosphat durchdringt leicht die äußere mitochondriale Membran. Eine andere Isoform der Glycerol-3-phosphat-Dehydrogenase oxidiert in der mitochondrialen Matrix Glycerol-3-phosphat zurück zu DHAP und reduziert dabei FAD zu $FADH_2$. Daher gibt es eine Netto-Umwandlung von zytosolischem NADH zu mitochondrialem $FADH_2$. Jedes Molekül $FADH_2$ produziert dann zwei Moleküle ATP. Daher produzieren Gewebe, in denen dieser Shuttle vorhanden ist, ~36 ATP aus dem Stoffwechsel von einem Glucosemolekül (sechs ATP aus der Glykolyse; sechs ATP aus durch Pyruvat-Dehydrogenase erzeugtem NADH; 24 aus dem TCA-Zyklus). Im Gegensatz zum Malat-Shuttle, der in allen Geweben vorkommt, findet man den Glycerolphosphat-Shuttle nur in sehr wenigen Geweben, wobei das Gehirn ein wichtiges Beispiel ist. Teleologisch ist es möglich, dass das Nebeneinanderbestehen von zwei Shuttles im Gehirn als Redundanzmechanismus dient.

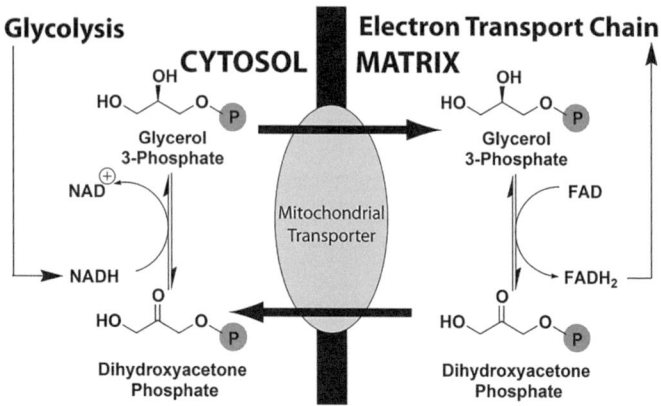

Abb. 1.10 Der Glycerolphosphat-Shuttle

Der Malat-Shuttle, dargestellt in Abb. 1.11, ist ein komplexerer Shuttle, der die Netto-Umwandlung von zytosolischem NADH zu mitochondrialem NADH bewirkt. Jedes Molekül NADH produziert dann drei Moleküle ATP. Daher produzieren Gewebe, in denen dieses Shuttle vorhanden ist, ~**38 ATP** aus dem Stoffwechsel von einem Glucosemolekül (acht ATP aus der Glykolyse; sechs ATP aus durch Pyruvat-Dehydrogenase erzeugtem NADH; 24 aus dem TCA-Zyklus). Das Herz ist

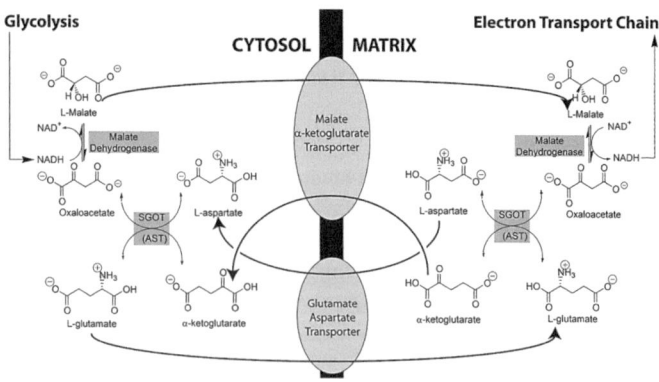

Abb. 1.11 Der Malat-Shuttle

ausschließlich auf den Malat-Shuttle angewiesen. Alle Gewebe besitzen den Malat-Shuttle.

Der Kreatinphosphat-Shuttle ist in der Muskulatur wichtig, insbesondere während Phasen hoher ATP-Produktion und geringer ATP-Nutzung. Kreatinphosphat ist eine wichtige zytosolische Speicherform von Phosphat hoher Energie, das bei Bedarf leicht in ATP umgewandelt werden kann. Kreatinin ist ein kleineres Molekül als ADP und daher eine energetisch weniger kostspielige Speicherform (um ATP zu erzeugen, muss Adenosin synthetisiert werden, wie wir in Kap. 4 lernen werden). Zytosolisches Kreatin wird in die mitochondriale Matrix übertragen, wo es phosphoryliert wird.

Glykogen

Glykogen ist eine wichtige Speicherform von Glucose. Es handelt sich um ein verzweigtes Polymer aus α-D-Glucose, das sowohl α1→4- als auch α1→6-Verknüpfungen aufweist. Diese beiden Verknüpfungsformen sind in Abb. 1.12 dargestellt.

Verzweigungen sind wichtig, weil (1) sie eine kompaktere Verpackung von Glykogen ermöglichen und (2) sie eine schnellere Polymerisation und Depolymerisation ermöglichen, da nur terminale Monomere von Glucose hinzugefügt oder entfernt werden können. Daher führen Verzweigungen zum Vorhandensein zahlreicher Endpunkte für die Zugabe oder Entfernung von Glucose.

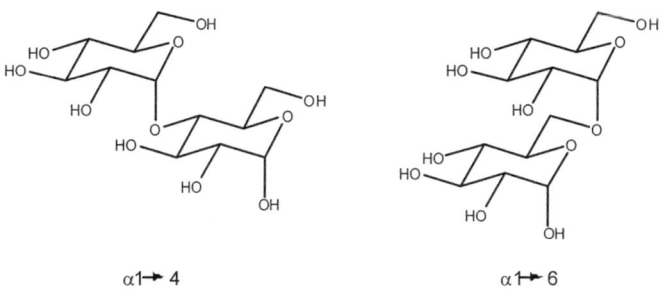

Abb. 1.12 Darstellungen von Glykogen-Verknüpfungen

Glykogensynthese

Ein Überblick über die Glykogensynthese wird in Abb. 1.13 gegeben. Der erste Schritt der Glykogensynthese ist vorbereitend. Glucose-6-phosphat wird zunächst in einer reversiblen Reaktion, katalysiert durch **Phosphoglucomutase**, in Glucose-1-phosphat umgewandelt. Glucose-1-phosphat wird dann unter Verbrauch von UTP in UDP-Glucose umgesetzt. Beachten Sie hier, dass UTP und Glucose-6-phosphat in UDP-Glucose und Diphosphat (Pyrophosphat, PPi) umgewandelt werden. Das Diphosphat wird dann durch anorganische **Diphosphatase (Pyrophosphatase)** in zwei Phosphatmoleküle hydrolysiert, wobei ~5 kcal/mol Energie freigesetzt werden. *Dies ist die treibende Kraft für die Bildung von UDP-Glucose und damit von Glykogen selbst. Denken Sie daran, dass Polymerisationsreaktionen fast immer endergon sind, da es zu einer Reduktion der Entropie kommt. Daher liefert die Hydrolyse von Diphosphat eine starke treibende Kraft für die Polymerisation von Glucose zu Glykogen.*

Der zweite Schritt ist die Synthese der geraden Kette der α1→4-Verknüpfung. Dies wird durch die Glykogensynthase

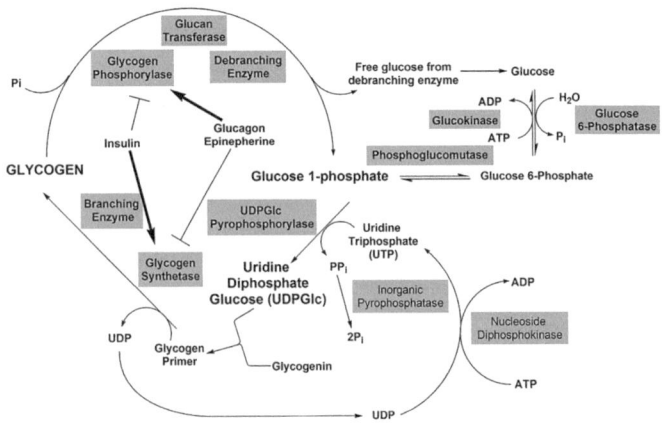

Abb. 1.13 Wege der Glykogensynthese und Glykogenolyse in der Leber und ihre Regulation. Pfeile zeigen Aktivierung an, während Striche Hemmung anzeigen

erreicht, die UDP-Glucose als Substrat nimmt und es an eine vorgeformte Glykogenkette anfügt, wobei UDP freigesetzt wird. Dieses UDP wird dann verwendet, um neues UTP für die fortgesetzte Produktion von UDP-Glucose zu bilden. Dieser Schritt ist in Abb. 1.14 dargestellt.

Einige wesentliche Punkte zur Glykogensynthase:

- Sie ist das geschwindigkeitsbestimmende Enzym der Glykogensynthese.
- Sie ist konstitutiv aktiv.
- Ihre Aktivität wird durch G6P und den Insulinsignalweg (die sie in einem dephosphorylierten Zustand halten) hochreguliert.
- Sie wird durch Phosphorylierung inaktiviert (daher durch PKA über den Glukagon- und Epinephrinsignalweg – beide

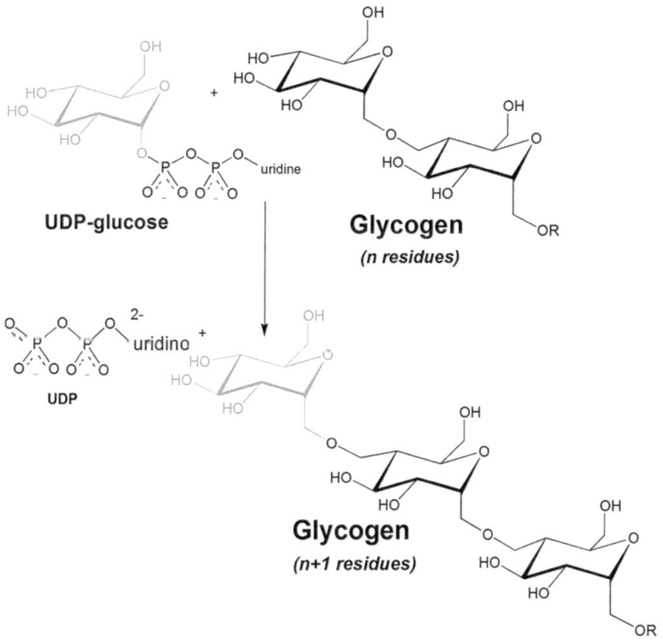

Abb. 1.14 Synthese der α1→4-Verknüpfung

signalisieren durch Aktivierung des heterotrimeren G-Proteins, Gαs, was zur cAMP-Produktion und PKA-Aktivierung führt).

Der dritte Schritt in der Glykogensynthese ist die Verzweigung. Sobald eine Kette mindestens elf Reste hat, tritt Verzweigung auf: Amylo-(1,4–1,6)-Transglykosylase (das Verzweigungsenzym) entfernt spezifisch eine Kette von sieben Glucoseeinheiten und befestigt sie an einer anderen Kette durch eine α1→6-glykosidische Bindung, wie in Abb. 1.15 gezeigt.

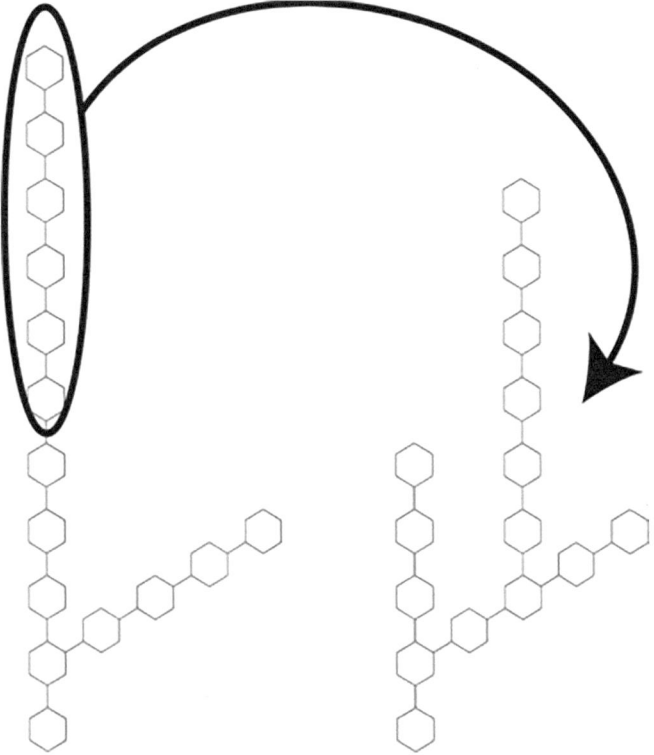

Abb. 1.15 Das Verzweigungsenzym bricht α1→4-Verknüpfungen und bildet α1→6-Verknüpfungen, um einen Verzweigungspunkt zu erzeugen

Glykogenolyse

Der erste Schritt der Glykogenolyse ist der Abbau von terminalen Glucoseresten zu Glucose-1-phosphat durch **Glykogenphosphorylase**. Dies erfordert das Anfügen von Phosphat, und die treibende Kraft für diese Reaktion ist weitgehend die Entropie.

Einige wesentliche Punkte zur Glykogenphosphorylase:

- Sie ist das geschwindigkeitsbegrenzende Enzym der Glykogenolyse.
- Sie wird durch ATP, G6P und den Insulinsignalweg (der zur Dephosphorylierung führt) gehemmt.
- Sie wird durch Phosphorylase-Kinase aktiviert (daher durch Glukagon, Epinephrin, PKA, hohe Ca^{2+}-Konzentration).

Der zweite Schritt der Glykogenolyse ist die Aufhebung von Verzweigungen. Die Glykogenphosphorylase stoppt vier Reste vor einem Verzweigungspunkt und kann nicht weitermachen. An dieser Stelle verlagert die Glucotransferase die terminalen drei Glucosereste auf ein freies C4-Ende und bildet dort eine neue α1→4-Bindung. Dann wird die verbliebene α1→6-Bindung durch Glucosidase (das Abspaltungsenzym) gebrochen. Dieser Prozess ist in Abb. 1.16 dargestellt.

Schließlich wird freies Glucose-1-phosphat durch Phosphoglucomutase in Glucose-6-phosphat umgewandelt.

Die Glykogensynthese ist weitgehend auf die Leber und die Muskulatur beschränkt. Die Leber enthält **Glucose-6-Phosphatase**, die in der Lage ist, Glucose-6-phosphat zurück zu Glucose zu hydrolysieren und dabei anorganisches Phosphat freizusetzen. Diese freie Glucose kann dann aus den Hepatozyten in den Blutkreislauf diffundieren. Im Gegensatz dazu hat die Muskulatur keine Glucose-6-Phosphatase. Da nur freie Glucose in und aus Zellen diffundieren kann, kann Muskelglykogen nie in freie Glucose umgewandelt werden, und somit kann in Muskelglykogen gespeicherte Glucose nicht direkt aus dem Muskel exportiert werden. Wichtig ist, dass dies mit einem wesentlichen funktionellen Unterschied zwischen hepatischem Glykogen und Muskelglykogen korreliert. Hepatisches Glykogen dient dazu, den

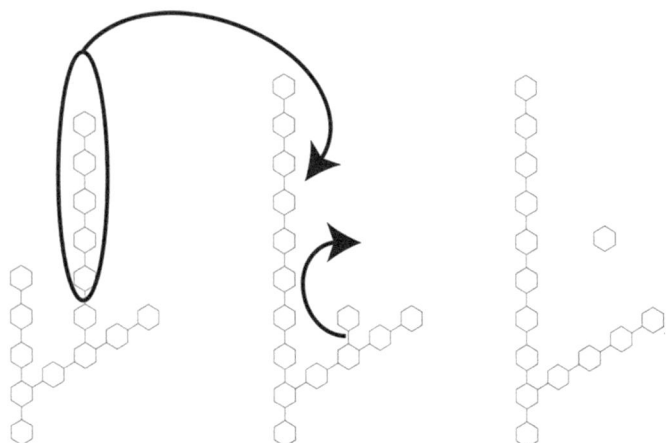

Abb. 1.16 Die Glukantransferase überträgt zunächst Ketten und lässt nur die letzte Glucoseeinheit zurück, die durch die α1→6-Verknüpfung befestigt ist. Das Abspaltungsenzym spaltet dann diese α1→6-Verknüpfung und setzt damit Glucose frei

Blutzuckerspiegel während des Fastens aufrechtzuerhalten. Muskelglykogen dient hauptsächlich als leicht mobilisierbarer Pool von Glucose während Perioden intensiver Aktivität.

Leberglykogen hält die Blutglucosekonzentration während der frühen Stadien des Fastens aufrecht. Das Leberglykogen ist typischerweise innerhalb von 12–18 h des Fastens erschöpft, obwohl es einige Variabilität gibt. Danach stellt die Leber um auf Gluconeogenese, die unten beschrieben wird.

Die Glykogenspeicherkrankheiten (GSDs)

Die Glykogenspeicherstörungen sind eine Klasse von angeborenen Störungen, die aus Defekten (Mutationen) in verschiedenen Enzymen resultieren, die an der Glykogensynthese oder Glykogenolyse beteiligt sind. Es gibt zahlreiche Funktionsstörungen, einige Schlüsselstörungen, mit denen Sie vertraut sein sollten, sind hier aufgeführt.

Typ 0: Ein Mangel an Glykogensynthase führt zu einem frühen Tod durch Hypoglykämie.
Typ I (Von-Gierke-Krankheit): Ein Mangel an Glucose-6-Phosphatase führt zu Hypoglykämie und Lactatazidose und Ketoazidose.
Typ II (Pompe-Krankheit): Ein Mangel an lysosomaler α-Glucosidase führt in der Regel bis zum Alter von zwei Jahren zum Tod durch Herzversagen.
Typ III (Forbes-Krankheit): Ein Mangel an Abspaltungsenzym führt zu Hypoglykämie und der Ansammlung von Grenzdextrinen in der Leber.
Typ IV (Andersen-Krankheit): Ein Mangel an Verzweigungsenzym führt in der Regel bis zum Alter von zwei Jahren zu Hepatosplenomegalie mit Tod durch Herz- oder Leberversagen.
Typ V (McArdle-Krankheit): Ein Mangel an Muskel-Phosphorylase führt zu schlechter Belastungstoleranz.
Typ VI (Her-Krankheit): Ein Mangel an Leber-Phosphorylase führt zu Hepatomegalie mit Hypoglykämie.

Gluconeogenese

Gluconeogenese beinhaltet die Erzeugung von Glucose aus Pyruvat. Sie wird von der Leber und in gewissem Maße von der Niere durchgeführt. Die drei irreversiblen Schritte der Glykolyse (die Reaktionen der Glucokinase, Phosphofructokinase-1 und Pyruvatkinase) müssen durch separate Enzyme umgekehrt werden. Alle anderen Schritte stellen einfach die Umkehrung der Glykolyse dar. Ein Schema der Gluconeogenese ist in Abb. 1.17 dargestellt. Eine Zusammenfassung der drei irreversiblen Schritte wird unten bereitgestellt.

Umwandlung von Pyruvat zu Phosphoenolpyruvat

Dies ist eine komplexe Reaktion, die zwei Enzyme erfordert. Pyruvat diffundiert aus dem Zytosol in die mitochondriale

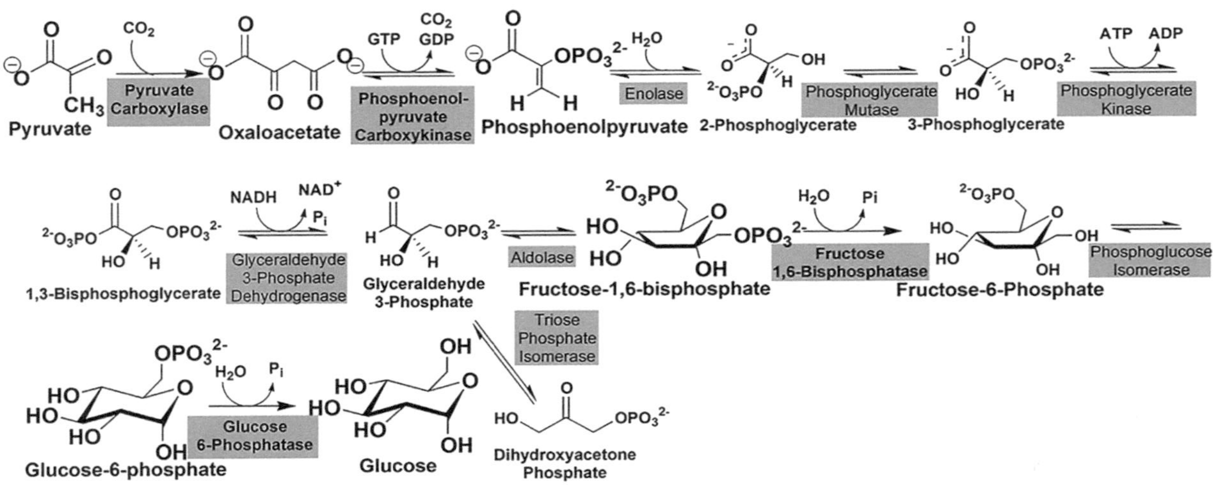

Abb. 1.17 Gluconeogenese. Die drei Schlüsselschritte der Gluconeogenese, die sich von der Glykolyse unterscheiden, sind (1) die Umwandlung von Pyruvat zu Phosphoenolpyruvat, (2) die Umwandlung von Fructose-1,6-bisphosphat zu Fructose-6-phosphat und (3) die Umwandlung von Glucose-6-phosphat zu Glucose. Beachten Sie, dass diese Prozesse die Umkehrung der drei irreversiblen Schritte der Glykolyse sind. Daher benötigen sie separate Enzyme, wie im Text besprochen. Alle anderen Schritte der Gluconeogenese sind identisch mit ihren umgekehrten Schritten in der Glykolyse

Matrix. Hier carboxyliert es **Pyruvat-Carboxylase** zu Oxalacetat. Oxalacetat geht in den TCA-Zyklus ein, um in Malat umgewandelt zu werden, das aus dem Mitochondrium in das Zytosol diffundiert. Im Zytosol wird Malat zu Oxalacetat oxidiert und erzeugt dabei NADH. Pyruvat-Carboxylase benötigt Biotin und ATP und wird *aktiviert durch Acetyl-CoA*. Dies macht metabolisch Sinn, denn die Anhäufung von Acetyl-CoA impliziert, dass die Glykolyserate die Kapazität des TCA-Zyklus der Zelle übersteigt.

Oxalacetat wird dann durch **Phosphoenolpyruvat-Carboxykinase** phosphoryliert und decarboxyliert zu Phosphoenolpyruvat. *Dieser Schritt erfordert GTP.* Denken Sie daran, dass in gluconeogenetischen Geweben Succinat-Thiokinase, ein Enzym des TCA-Zyklus, GTP anstelle von ATP produzieren kann. Dies ist eine wichtige Verbindung zwischen dem TCA-Zyklus und der Gluconeogenese, die dazu dient, die Aktivitäten der beiden Prozesse gemeinsam zu modulieren.

Umwandlung von Fructose-1,6-bisphosphat zu Fructose-6-phosphat

Dies wird durch **Fructose-1,6-Bisphosphatase** erreicht, die anorganisches Phosphat freisetzt. Fructose-2,6-bisphosphat (F2,6BP) ist ein wichtiger allosterischer Inhibitor dieses Enzyms. Denken Sie daran, dass F2,6BP auch ein allosterischer Aktivator von Phosphofructokinase-1 ist.

Umwandlung von Glucose-6-phosphat zu Glucose

Dieser letzte Schritt wird durch **Glucose-6-Phosphatase katalysiert,** die anorganisches Phosphat im Prozess freisetzt.

Merkhilfe **P**fade **P**roduzieren **F**rische **G**lucose (die vier Enzyme der Gluconeogenese, die die irreversiblen Schritte der Glykolyse umkehren, in ihrer Reihenfolge). *Diese Enzyme sind in* *der Leber und Niere sowie in gewissem Maße im Darmepithel vorhanden.* Daher sind dies die einzigen Gewebe, die zur Gluconeogenese fähig sind.

Der Cori-Zyklus

Der Cori-Zyklusist ein wichtiger Weg, durch den systemisch produziertes Lactat zur Leber zurückgeführt wird, um wieder zu Pyruvat und schließlich, über Gluconeogenese, zu Glucose umgewandelt zu werden. Dies verhindert eine Lactatansammlung, die zu einer Lactatazidose führen kann. Dies ermöglicht auch eine fortgesetzte Glykolyse in der Muskulatur während anstrengender Übungen, indem das Produkt, Lactat, umgeleitet wird. Eine Zusammenfassung ist in Abb. 1.18 dargestellt.

Hexose-Monophosphat-Shunt (Pentosephosphatweg)

Dieser Weg ist eine alternative Senke fürGlucose-6-phosphat und ist wichtig für (1) die Bildung von **NADPH**, das in anabolen Prozessen wie der Fettsäuresynthese und Steroidsynthese genutzt wird, und (2) die Synthese von **Ribose**, die für die Nukleotidsynthese verwendet wird.

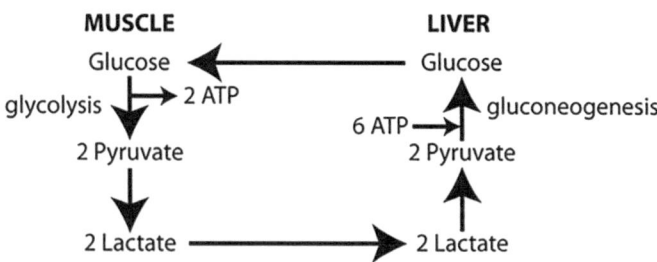

Abb. 1.18 Der Cori-Zyklus. In der Muskulatur durch Glykolyse produziertes Lactat wird über den Blutkreislauf zur Leber zurückgeführt, wo es durch Gluconeogenese in Glucose umgewandelt wird

Ein Diagramm des Hexose-Monophosphat- (HMP-)Shunts ist in Abb. 1.19 dargestellt. Beachten Sie, dass Glucose-6-phosphat sowohl das anfängliche Substrat als auch das Endprodukt dieses Shunts ist. Der Zweck dieses Shunts besteht darin, Zugang zu allen Zuckerzwischenstufen für den Zwischenstoffwechsel zu ermöglichen. Letztendlich kann Glucose-6-phosphat endlich für die Glykolyse genutzt werden.

Der HMP-Shunt ist in zwei Phasen unterteilt: die irreversible oxidative Phase und die reversible nichtoxidative Phase. Die oxidative Phase produziert NADPH und findet in Geweben statt, in denen NADPH essenziell ist, einschließlich der Leber (Fettsäuresynthese), des Fettgewebes (Fettsäuresynthese), der Nebennierenrinde (Steroidhormonsynthese), der Schilddrüse (Schilddrüsenhormonsynthese), der Erythrozyten (Reduktion von Glutathion, ein Antioxidans), des Hodens (Steroidhormonsynthese) und der Neutrophilen (oxidativer oder respiratorischer Burst). Die nichtoxidative Phase ermöglicht die Bildung verschiedener metabolischer Triosen, Tetrosen, Pentosen und Heptosen, von denen Ribose die wichtigste ist. Die nichtoxidative Phase findet in allen Geweben statt, da alle Gewebe einen Bedarf an Riboseproduktion haben.

Da Glucose-6-phosphat sowohl ein Substrat als auch ein Produkt dieses Shunts ist, gehen Zellen, in denen die oxidative Phase nicht stattfindet, einfach von unten aus, um wichtige Zwischensubstrate zu erreichen.

Glucose-6-phosphat-Dehydrogenase- (G6PD-)Mangel ist die führende Ursache für hämolytische Anämie und betrifft 100 Mio. Menschen weltweit. Ohne G6PD können Erythrozyten kein NADPH erzeugen, das essenziell ist, um Glutathion zu reduzieren und somit oxidativen Schaden zu verhindern.

Insulin und Glukagon: Regulation des Glucosestoffwechsels

Die Insulinsynthese findet in den pankreatischen β-Zellen statt. Insulin ist ein Peptid, das zunächst als Präproinsulin synthetisiert wird. Präproinsulin wird sukzessive zu Proinsulin umgewandelt,

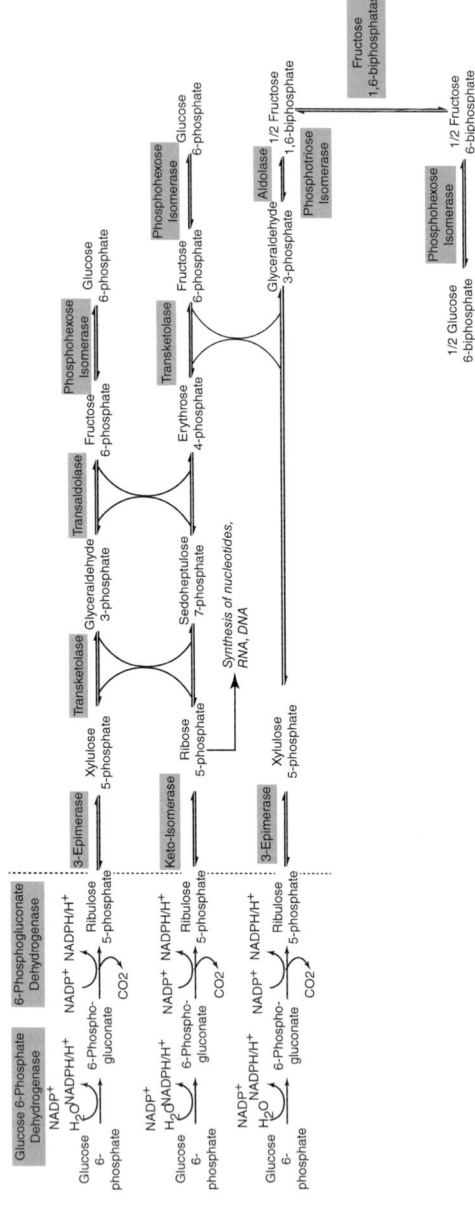

Abb. 1.19 Der Hexose-Monophosphat-Shunt (Pentosephosphatweg)

indem Disulfidbrücken gebildet werden, und dann zu Insulin und C-Peptid durch enzymatische Spaltung:

Preproinsulin $\rightarrow$ Proinsulin $\rightarrow$ Insulin $+$ C $-$ Peptid

Insulinsekretion Glucose wird über einen (insulinunabhängigen) GLUT2-Transporter in eine β-Zelle aufgenommen und metabolisiert, was zur ATP-Synthese führt. Erhöhte ATP-Spiegel führen zur Schließung von K$^+$-Kanälen (Kir6.2), was zur Depolarisation der β-Zelle führt. Kir6.2 ist mit SUR1 assoziiert, dem Ziel der Klasse von Antidiabetika, die als Sulfonylharnstoffe bekannt sind. Dies führt zu einem extrazellulären Calciumeinstrom und zur Mobilisierung von intrazellulären Calciumspeichern, was die Fusion von Granula, die Insulin enthalten, mit der Plasmamembran bewirkt. Dadurch wird Insulin in den Kreislauf freigesetzt.

Insulinwirkung in Muskel oder Fett Insulin bindet an den Insulinrezeptor, eine Rezeptor-Tyrosinkinase, was zur ATP-abhängigen Phosphorylierung des Rezeptors selbst (Autophosphorylierung) führt. Dies aktiviert den Rezeptor, der dann die IRSs (Insulinrezeptorsubstrate) phosphoryliert. Diese bewirken die Aktivierung der PI3-Kinase und einer Reihe von Signalübertragungskaskaden. All dies dient dazu, dass Vesikel, die GLUT4 enthalten, mit der Plasmamembran verschmelzen, was die Glucoseaufnahme in die Zellen ermöglicht.

Insulinwirkung in der Leber Insulin bindet an den Insulinrezeptor, was die PI3K-Signalübertragung auslöst, wie in Muskel und Fett. Dies führt zur Aktivierung von Phosphatasen, die die Aktivität der Glykogenphosphorylase herunterregulieren und die Aktivität der Glykogensynthase hochregulieren. Ebenso wird die Gluconeogenese herunterreguliert.

Krankheiten

Diabetes mellitus Typ 1 Autoimmune Zerstörung der β-Zellen, benötigt Insulin, anfällig für diabetische Ketoazidose (DKA), assoziiert mit MHC-II-Genen

Diabetes mellitus Typ 2 Insulinresistenz, DKA ungewöhnlich, polygen

Maturity Onset Diabetes of the Young (MODY) (Erwachsenendiabetes, der im Jugendalter auftritt) Verursacht durch Mutationen in Enzymen, die für die Insulinsekretion in der Bauchspeicheldrüse notwendig sind; zeigt einen Diabetes-Typ-2-ähnlichen Phänotyp.

Das metabolische Syndrom Insulinresistenz, abdominale Adipositas, hohe TG + niedriges HDL + hohes LDL, HTN, prothrombotisch und proinflammatorisch

Fettleibigkeitführt zu Diabetes Typ 2 über

1. Erhöhte Insulinresistenz durch hormonelle Signale, die von abdominalem Fett freigesetzt werden, einschließlich Resistin. Zusätzlich wird Adiponektin heruntergeregelt.
2. Entzündung: Hohe CRP- und IL-6-Werte korrelieren mit der Entwicklung von Diabetes, und die mRNA-Analyse von Fett aus Mäusen, die mit einer fetthaltigen Diät gefüttert wurden, zeigte erhöhte NF-κB-Spiegel. Die bloße Aktivierung von NF-κB in Fettzellen bei Mäusen (entsprechend den Werten einer fetthaltigen Diät) führt zu Insulinresistenz.

Fructosestoffwechsel

Fructose gelangt durch GLUT5 in die Zellen, wo sie von **Fructokinase** zu Fructose-1-phosphat phosphoryliert wird. Fructose-1-phosphat ist ein direktes Substrat für **Aldolase**, die es zu DHAP und Glycerinaldehyd spaltet. Glycerinaldehyd wird durch Triosekinase (Triokinase) zu GAP umgewandelt und durchläuft dann den Rest der Glykolyse, sodass Pyruvat entsteht. Damit umgeht Fructose den geschwindigkeitsbestimmenden Schritt der Glykolyse, die Phosphofructokinase-1-Reaktion. Der Fructosestoffwechsel ist daher viel schneller als der Glucosestoffwechsel, was zu einer erhöhten Fettsäuresynthese und VLDL-Produktion

in der Leber führt, einer mögliche Ursache für Dyslipidämien. Eine Zusammenfassung des Fructosestoffwechsels ist in Abb. 1.20 dargestellt.
Wichtige Störungen des Fructose-Stoffwechsels:

- Essenzielle Fructosurie
  - Defekt in der Fructokinase
  - Benigne und asymptomatisch, obwohl überschüssige Fructose in Urin und Blut angesammelt wird
- Fructoseintoleranz
  - Mangel an Aldolase B (rezessiv)
  - Anhäufung von Fructose-1-phosphat führt zu einem Rückgang des verfügbaren Phosphats und einer daraus resultierenden Hemmung der Gluconeogenese und Glykogenolyse
  - Symptome beinhalten: Hypoglykämie, Gelbsucht, Zirrhose, Hyperurikämie, kann zu Leberversagen und Tod führen
  - Behandlung: Vermeidung von Fructose und Saccharose in der Ernährung

Der Sorbitweg

Sowohl Glucose als auch Fructose können durch Reduktion zu Sorbit umgewandelt werden. Bei Glucose wird das Aldehyd an Kohlenstoff 1 reduziert, während bei Fructose das Keton an Kohlenstoff 2 reduziert wird. Diese Reaktionen werden von verschiedenen Enzymen durchgeführt. Wenn Glucose oder Fructose in den Zellen angesammelt werden, können sie zu Sorbit umgeleitet werden. Die Plasmamembran ist für Sorbit undurchlässig, sodass Sorbit in der Zelle angesammelt wird. Wenn eine ausreichende Menge an Sorbit in der Zelle angesammelt wird, führt dies zu einem Wassereinstrom und osmotischen Schäden. *Hyperglykämien, wie sie bei unkontrolliertem Diabetes und Störungen des Fructosestoffwechsels auftreten können, sind wichtige Ursachen für die Anhäufung von Sorbit, die Katarakte und Erythrozytenschäden verursachen können. Dies ist der Hauptmechanismus der Kataraktbildung bei Diabetes.*

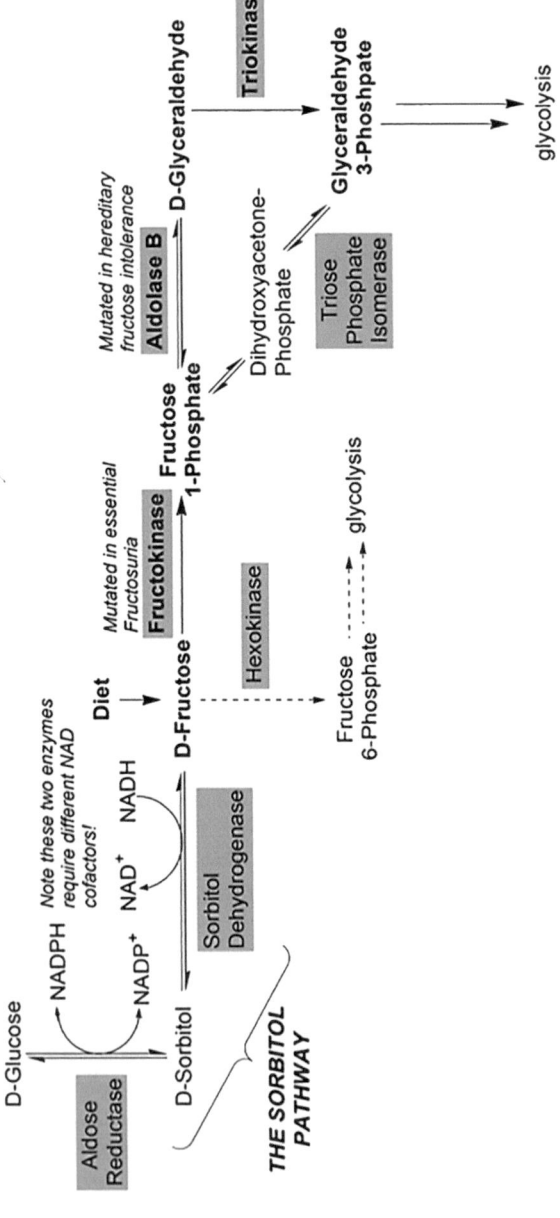

Abb. 1.20 Fructosestoffwechsel

Galactose-Stoffwechsel

Galactose gelangt hauptsächlich durch die Glucosetransporter in die Zellen. Sie wird durch **Galactokinase** zu Galactose-1-phosphat phosphoryliert. Anschließend wird sie durch **Galactose-1-phosphat-Uridyltransferase** zu UDP-Galactose umgewandelt. UDP-Glucose wird dann durch **Uridindiphosphogalactose-4-Epimerase** zu UDP-Glucose epimerisiert. UDP-Glucose kann, wie zuvor besprochen, für die Glykogensynthese verwendet werden.

Wichtige Störungen des Galactose-Stoffwechsels:

1. Galactosämie resultiert aus einem Mangel an Galactose-1-phosphat-Uridyltransferase, was zu Galactosämie, Galactosurie, Gelbsucht und Durchfall führt. Die Anhäufung toxischer Nebenprodukte, einschließlich Galactitol und Galactose-1-phosphat, verursacht Leberschäden, Katarakte und geistige Behinderung. Die einzige Behandlung besteht darin, Galactose und Lactose in der Ernährung zu vermeiden.
2. Galactokinase-Mangel führt zu einer ähnlichen Krankheit wie Galactosämie, verursacht Galactosurie und Galactosämie, wobei die Anhäufung von Galactitol zu ähnlichen Effekten führt.

Zusammenfassung der wichtigen Störungen des Galactose-Stoffwechsels:

- Galactosämie
  - Mangel an Galactose-1-phosphat-Uridyltransferase (rezessiv)
  - Verursacht Galactosämie und Galactosurie, Gelbsucht, Durchfall
  - Anhäufung toxischer Substanzen, einschließlich Galactitol und Galactose-1-phosphat, verursacht Leberschäden, Katarakte und geistige Behinderung
  - Behandlung: Vermeidung von Galactose und Lactose in der Ernährung

- Galactokinase-Mangel – ähnlich wie Galactosämie
  - Verursacht Galactosurie und Galactosämie
  - Galactitol reichert sich an, was zur Bildung von Katarakten führt

Biochemische Veränderungen bei körperlicher Tätigkeit

Bewegung senkt den Blutinsulinspiegel und erhöht den Blutglukagonspiegel, wodurch die Aktivität der Glykogenphosphorylase erhöht und die Aktivität der Glykogensynthase verringert wird. Bewegung erhöht den Glucosetransport in der Skelettmuskulatur durch Erhöhung der GLUT4-Spiegel an der Oberfläche durch Mechanismen, die unabhängig von den Insulinsignalwegen sind, möglicherweise durch Aktivierung der Adenosinmonophosphat-abhängigen Kinase (AMPK), die dann zur Phosphorylierung von GLUT4 und zur Membrantranslokation führt. **Metformin**, ein Hauptmedikament bei Diabetes Typ 2, könnte durch Induktion von AMPK in Muskel und Leber wirken. Dies ist wichtig, weil bei Diabetes Typ 2 die Insulinresistenz zu verringerten Raten an insulinvermittelter Glucoseaufnahme in der Skelettmuskulatur führt, sodass Metformin möglicherweise die Insulinsignalwege umgehen kann, um die Glucoseaufnahme zu induzieren.

- Auswirkungen von Insulin und körperlicher Tätigkeit:
  - Bewegung senkt den Blutinsulinspiegel, erhöht den Blutglukagonspiegel, erhöht den Glykogenspiegel. Phosphorylase- und Glykogensynthaseaktivität (Glykogenabbau für Brennstoff und Synthese zur Auffüllung) finden gleichzeitig statt.
  - Insulin stimuliert auch die Glykogensynthase (über PI3K und PP1G).
- Bewegung und Insulin erhöhen den Glucosetransport in der Skelettmuskulatur durch Erhöhung der GLUT4-Spiegel an der Oberfläche (und senken somit den Blutzuckerspiegel).

- Sie tun dies über verschiedene Mechanismen (sie sind additiv, und durch Bewegung stimulierte Veränderungen im Glucosetransport können in Abwesenheit von Insulin stattfinden)!
- Dies ist wichtig, weil bei Diabetes Typ 2 die Insulinresistenz zu verringerten Raten an insulinvermittelter Glucoseaufnahme in der Skelettmuskulatur führt.
- Insulin wirkt über den Insulinrezeptor, IRSs, PI3K und möglicherweise Akt und PKCs.
- Einer der Mechanismen, durch die Bewegung die GLUT4-Spiegel an der Zelloberfläche erhöht, ist die erhöhte AMPK-Aktivität.

AMPK:
„Kraftstoffsensor" – Metabolit-sensorisches Protein (aktiviert durch AMP)

Wird aktiviert durch Phosphorylierung durch AMPKK und auch direkt durch AMP; AMP aktiviert auch AMPKK

Führt zu erhöhtem Glucosetransport durch Erhöhung der GLUT4-Translokation zur Plasmamembran

Metformin, ein Hauptmedikament bei Diabetes Typ 2, könnte durch Induktion von AMPK in Muskel und Leber wirken.

Wichtige Krankheiten des Kohlenhydratstoffwechsels

Wichtige Stoffwechselkrankheiten

Diabetes mellitus Typ 1 beinhaltet die autoimmune Zerstörung von β-Zellen. Patienten benötigen Insulin und sind anfällig für diabetische Ketoazidose (DKA). Es besteht eine genetische Assoziation mit MHC-II-Genen.

Diabetes mellitus Typ 2 resultiert aus Insulinresistenz. DKA ist ungewöhnlich, obwohl Patienten unter dem hyperosmolaren hyperglykämischen Zustand (HHS) leiden können. Es zeigt ein polygenes Vererbungsmuster.

Diabetes mellitus mit Beginn in der Reife (Erwachsenendiabetes, der im Jugendalter auftritt, MODY) wird durch Mutationen in Enzymen verursacht, die für die Insulinsekretion in der Bauchspeicheldrüse notwendig sind, und zeigt einen Diabetes-Typ-2-ähnlichen Phänotyp.

Das metabolische Syndrom besteht aus Insulinresistenz, abdomineller Adipositas, Dyslipidämie (hohe Triglyceride, niedriges HDL, hohes LDL), Hypertonie und einem prothrombotischen und proinflammatorischen Zustand.
Fettleibigkeit führt zu Diabetes Typ 2 über:

1. erhöhte Insulinresistenz durch hormonelle Signale, die von abdominalem Fett freigesetzt werden, einschließlich Resistin. Zusätzlich wird Adiponektin, ein schützendes Hormon, herunterreguliert.
2. Entzündung als Teil des metabolischen Syndroms: hohe CRP- und IL-6-Werte korrelieren mit der Entwicklung von Diabetes.

Einige wichtige Enzymdefekte des Kohlenhydratstoffwechsels

Aldolase-A-Mangel – führt zu hämolytischer Anämie
Pyruvat-Dehydrogenase-Mangel – führt zu angeborener Lactatazidose
Glykogenspeicherkrankheiten
Glucose-6-phosphat-Dehydrogenase-Mangel – die führende Ursache für hämolytische Anämie
Essenzielle Fructosurie (Fructokinase-Mangel) – führt zu benigner Fructosurie
Aldolase-B-Mangel (Fructose-Intoleranz) – führt zu Zirrhose, Gelbsucht und Leberversagen
Galactosämie (Galactose-1-phosphat-Uridyltransferase-Mangel) – führt zur Akkumulation von Galactitol, mit Leberschäden, geistiger Behinderung und Katarakten
Galactokinase-Mangel – führt zu ähnlichen Symptomen wie Galactosämie

Lipidstoffwechsel 2

Biologisch wichtige Lipide

Fettsäuren Kohlenwasserstoffketten mit einer terminalen Carboxylgruppe.

Gesättigte Fettsäuren Fettsäuren, die keine Doppelbindungen enthalten (nur Einfachbindungen zwischen den C-Atomen). Gesättigte Fettsäuren haben tendenziell relativ hohe Schmelzpunkte und sind im Allgemeinen bei Raumtemperatur fest. *Die häufigste gesättigte Fettsäure ist* **Palmitinsäure**, *die 16 Kohlenstoffatome enthält, dargestellt in* Abb. 2.1.

Einfach ungesättigte Fettsäuren Fettsäuren, die eine einzige C=C-Doppelbindung enthalten (**generell cis-Konfiguration**).

Mehrfach ungesättigte Fettsäuren Fettsäuren, die mehrere C=C-Doppelbindungen enthalten (**generell cis-Konfiguration**).

Es gibt mehrere Klassifikationssysteme für ungesättigte Fettsäuren, und Sie sollten mit ihnen vertraut sein, da sie bei verschiedenen Literaturquellen wiederholt auftreten. Das einfachste und gebräuchlichste ist das **ω-System**. *Das ω-Kohlenstoffatom einer Fettsäure ist das terminale Kohlenstoffatom. Dies wird als ω-1 bezeichnet.* Die Kohlenstoffatome werden dann in Richtung des Carboxyterminus als *ω-2, ω-3, ω-4, usw. nummeriert,*

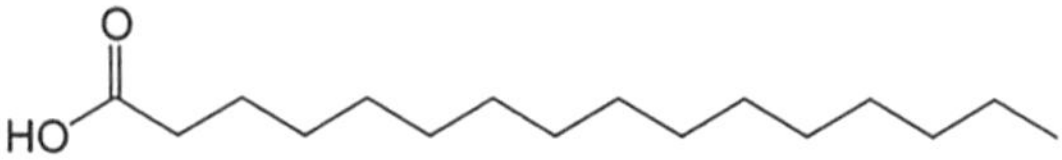

Abb. 2.1 Palmitinsäure

wie in dem Nummerierungsschema in Abb. 2.2 gezeigt. Die Fettsäuren werden nach dem ersten Kohlenstoffatom klassifiziert, an dem eine Doppelbindung auftritt. Zum Beispiel haben alle ω-3-Fettsäuren eine Doppelbindung zwischen den ω-3- und ω-4-Kohlenstoffatomen. α-Linolensäure, ein Beispiel für eine ω-3-Fettsäure, ist in Abb. 2.2 dargestellt. Das andere Klassifikationssystem basiert auf der Angabe der Länge der Kohlenstoffkette, der Anzahl der Doppelbindungen und der Kohlenstoffatome, an denen die Doppelbindungen auftreten. In diesem System wird das Kohlenstoffatom der Carboxylgruppe als Kohlenstoff 1 gezählt und dann in Richtung des Kettenendes gezählt (graue Nummern in Abb. 2.2). Zum Beispiel würde α-Linolensäure als 18:3;9,12,15 bezeichnet, weil sie 18 Kohlenstoffatome und drei Doppelbindungen hat und die Doppelbindungen an den Kohlenstoffatomen 9, 12 und 15 des grauen Nummerierungssystems auftreten. Beide Nummerierungssysteme kommen vor, und Sie sollten mit ihnen vertraut sein, obwohl Sie die spezifischen Nomenklaturen für bestimmte Fettsäuren nicht auswendig lernen müssen. Es ist jedoch sinnvoll, sich mit einer Reihe von wichtigen ω-3-, ω-6- und ω-9-Fettsäuren vertraut zu machen, die von biologischer Bedeutung sind.

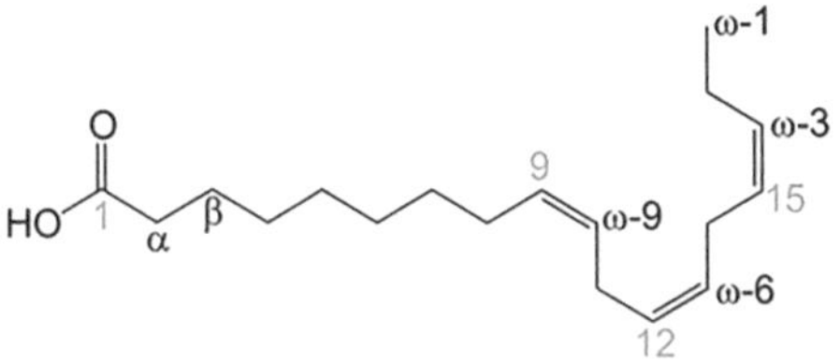

Abb. 2.2 α-Linolensäure

Essenzielle Fettsäuren

Es gibt drei Fettsäuren, die als essenzielle Fettsäuren gelten, weil der menschliche Körper sie nicht synthetisieren kann. Diese sind **Linolsäure, α-Linolensäure** und **Arachidonsäure**. Arachidonsäure ist technisch gesehen keine essenzielle Fettsäure, da der Körper sie aus Linolsäure synthetisieren kann; jedoch können Mängel auftreten, und Arachidonsäure wird essenziell, wenn die Nahrungsaufnahme von Linolsäure unzureichend ist.

Schädliche Fette

Trans-Fettsäure: Eine ungesättigte Fettsäure, die eine oder mehrere trans-Doppelbindungen enthält. Diese sind in der Natur selten. Sie sind normalerweise das Produkt von **teilweiser Hydrierung**, einem industriellen Prozess, der dazu dient, flüssige Fette zu verfestigen.

Einfache Fettsäuren und Ernährung

Einfach ungesättigte und mehrfach ungesättigte Fettsäuren scheinen eine Reihe von gesundheitlichen Vorteilen zu haben. Dazu gehören die Senkung des Risikos für Arteriosklerose und koronare Herzkrankheit.

Gesättigte Fettsäuren und Trans-Fettsäuren scheinen eine Reihe von schädlichen Auswirkungen zu haben. Dazu gehören ein erhöhtes Risiko für Arteriosklerose und koronare Herzkrankheit (durch Erhöhung der Plasma-LDL-Spiegel, Reduzierung der Plasma-HDL-Spiegel [nur Transfette] und insgesamt Erhöhung des LDL/HDL-Verhältnisses).

Eicosapentaensäuren (EPA) sind ω-3-Fettsäuren, die in Fischölen vorkommen und in letzter Zeit als entzündungshemmend beworben wurden. Dies wird später in der Diskussion über Eicosanoide beschrieben.

Docosahexaensäuren (DHA) sind eine weitere Klasse von ω-3-Fettsäuren, die in Fischölen vorkommen und in letzter Zeit als notwendig für eine ordnungsgemäße Funktion von Gehirn und Netzhaut beworben wurden. Es gibt Hinweise darauf, dass Patienten mit *Retinitis pigmentosa* einen Mangel an DHA haben.

Einfache Lipide Ester von Fettsäuren mit verschiedenen Alkoholen.

Fette/Öle: Ester von Fettsäuren mit Glycerin (Glycerol)
  Monoacylglycerine (Monoglyceride)
  Diacylglycerine (Diglyceride)
  Triacylglycerine (Triglyceride, TG)
  Wachse: Ester von Fettsäuren mit langkettigen einwertigen Alkoholen
Umgeesterte Fette („interesterified fat").

Für das Glycerinrückgrat von Fetten gilt ein Nomenklatursystem, in dem die Kohlenstoffatome als sn1, sn2 und sn3 bezeichnet werden, wie in Abb. 2.3 *gezeigt.*

Da Enzyme chiral sind, wirken sie normalerweise nur auf eine der drei Fettsäureketten eines Triacylglycerins. Dies ist besonders wichtig im Kontext von Pankreas-Lipasen, die Lipide verdauen, indem sie selektiv bestimmte Fettsäuren vom Glycerinrückgrat abspalten, ein Thema, das in der Regel in Kursen zur Gastrointestinalphysiologie ausführlicher behandelt wird.

Komplexe Lipide Modifizierte Ester von Fettsäuren.

Glycerophospholipide (Phospholipide) bestehen aus zwei Fettsäuren, die an einem Glycerinrückgrat an den Positionen sn1 und

Abb. 2.3 Die Struktur von einfachen Fetten

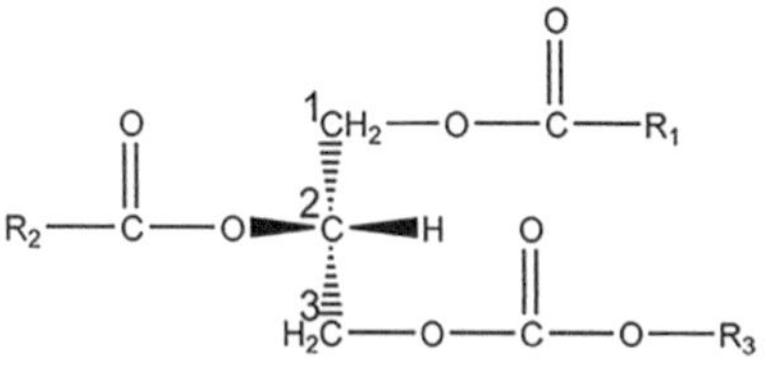

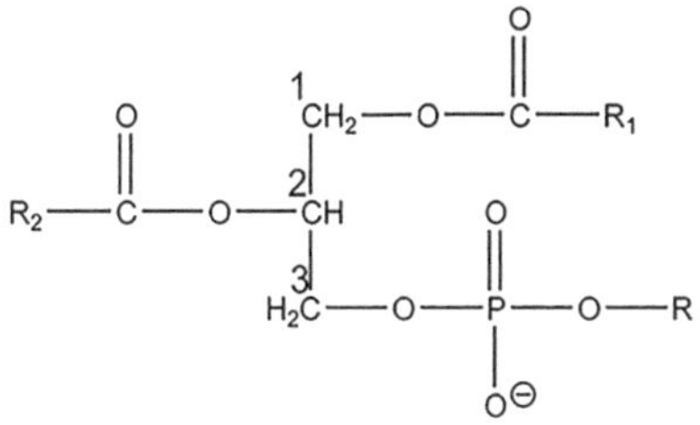

Abb. 2.4 Die Struktur von Phospholipiden

$$R_2-\overset{O}{\underset{\|}{C}}-O-\overset{2}{\underset{|}{C}}H_2-O-\overset{O}{\underset{\|}{C}}-R_1$$
$$\overset{3}{\underset{|}{H_2C}}-O-\overset{O}{\underset{\underset{O^{\ominus}}{|}}{P}}-O-R$$

sn2 angebracht sind, und einem Phosphatmolekül, das an der Position sn3 angebracht ist. Das Glycerophospholipid wird nach der Gruppe (R) benannt, die an das Phosphat angehängt ist. Ein typisches Glycerophospholipid ist in Abb. 2.4 dargestellt.

Phosphatidsäure (Phosphatidat) – R = H
Phosphatidylcholine (Lecithine) – R = Cholin $CH_2CH_2N(CH_3)_3^+$.

Dipalmitoyllecithin: Ein Phosphatidylcholin mit zwei Palmitinsäure-Seitenketten; dies ist ein Lungen-Surfaktant, dessen Fehlen zu *Adultem Atemnotsyndrom (ARDS) führt.*

Phosphatidylethanolamine – R = Ethanolamin CH2CH2 NH3+.
Phosphatidylserine – R = Serin
Phosphatidylinositole – R = Myoinositol
Cardiolipine – Diphosphatidylglycerine; dies sind die Hauptlipide der Mitochondrienmembranen.

Plasmalogene: Modifizierte Glycerophospholipid-ähnliche Moleküle, die an der sn1-Position des Glycerins eine **Fettether**-Verbindung haben. Dies ist in Abb. 2.5 fett gedruckt dargestellt. Plasmalogene machen bis zu 10 % der Phospholipide des Gehirns und der Muskulatur aus. Plasmalogene können auch Cholin, Ethanolamin, Serin oder Inositol als R-Gruppe am Phosphatrest enthalten und werden entsprechend benannt.

Phosphatidalethanolamin – Wird hauptsächlich im Gehirn und Nervengewebe gefunden

Phosphatidalcholin – Wird hauptsächlich im Herzen gefunden

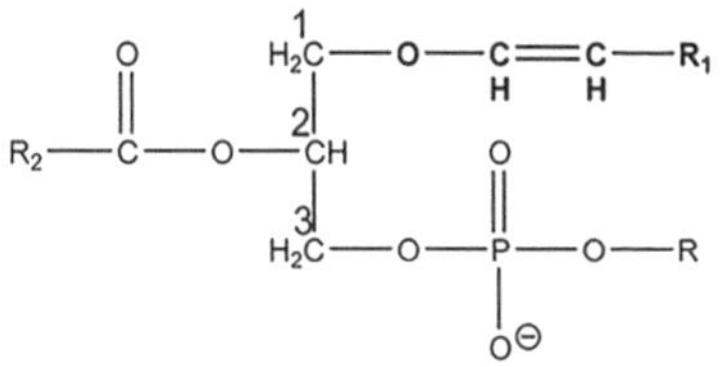

Abb. 2.5 Die Struktur von Plasmalogenen

Multiple Sklerose ist eine demyelinisierende Störung des Gehirns. Die Symptome resultieren aus dem Verlust von Phospholipiden und Ethanolamin-Plasmalogen (Phosphatidalethanolamin) aus dem Myelin der weißen Substanz des Gehirns.

Sphingolipide Ester von Fettsäuren, die anstelle des Glycerinrückgrats von Fetten und Glycerophospholipiden ein Molekül Sphingosin enthalten. An das Sphingosinrückgrat sind eine Fettsäure und eine variable Gruppe (**R**) angehängt. Das Sphingosinrückgrat und die Fettsäure zusammen werden als **Ceramid** bezeichnet. Die allgemeine Struktur der Sphingolipide ist in Abb. 2.6 dargestellt.

Sphingomyeline – R = Phosphorylcholin; diese sind in den Myelinscheiden von Neuronen vorhanden. Eine Struktur ist in Abb. 2.7 dargestellt.

Glykolipide (Glykosphingolipide): *Alle* Glykolipide haben ein Ceramid-Grundgerüst und werden daher korrekterweise als

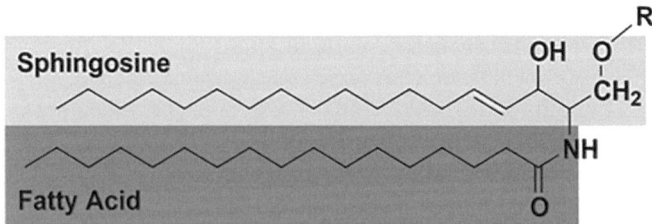

Abb. 2.6 Die Struktur von Sphingolipiden

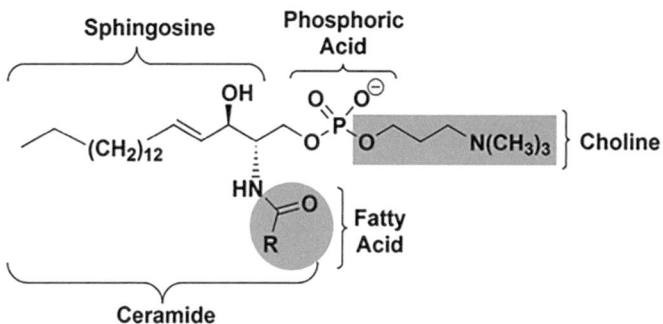

Abb. 2.7 Die Struktur von Sphingomyelinen

Glykosphingolipide klassifiziert. Dies sind Sphingolipide, bei denen die R-Gruppe ein Monosaccharid oder Oligosaccharid ist.

Galactosylceramid – R = Galactose; in großer Menge im Gehirn und anderen Nervengeweben vorhanden und in Abb. 2.8 dargestellt.

Ganglioside – R = Oligosaccharid, das eine Sialinsäure (wie Neuraminsäure – NeuAc) enthält. Ganglioside kommen in Neuronen in hohen Konzentrationen vor und sind auch in verschiedenen anderen Geweben zu finden, wo sie als Zelloberflächenerkennungsmoleküle und als Zelloberflächenrezeptoren dienen. Das G_{M1}-Gangliosid ist in Abb. 2.9 dargestellt.
Sulfosphingolipide.
Aminosphingolipide.

Oxidation von Fettsäuren

Transport in die Mitochondrien: Der Carnitin-Shuttle

Langkettige Fettsäuren werden im Zytosol durch **Acyl-CoA-Synthase**, ein Enzym der äußeren mitochondrialen Membran, ATP-abhängig über CoA aktiviert. *Dies ist der einzige Schritt im Fettsäureabbau, der ATP verbraucht.* Dieser Schritt erfordert

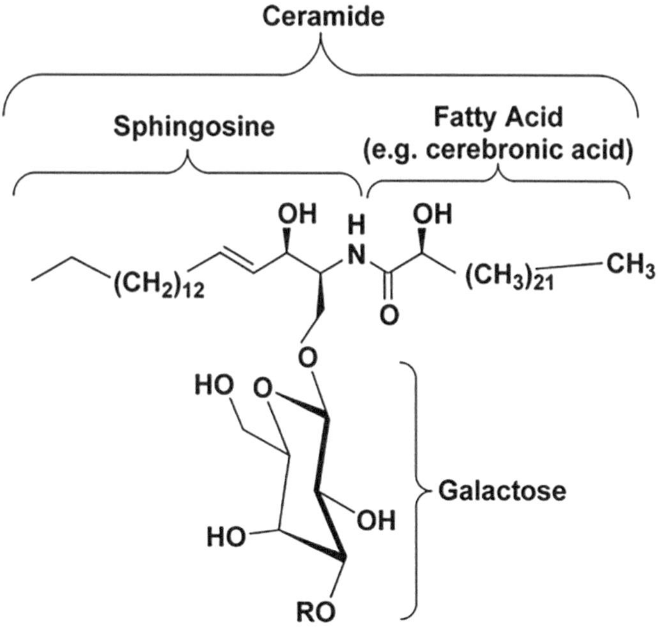

Ceramide

Sphingosine — **Fatty Acid** (e.g. cerebronic acid)

Galactose

Abb. 2.8 Die Struktur von Glykolipiden

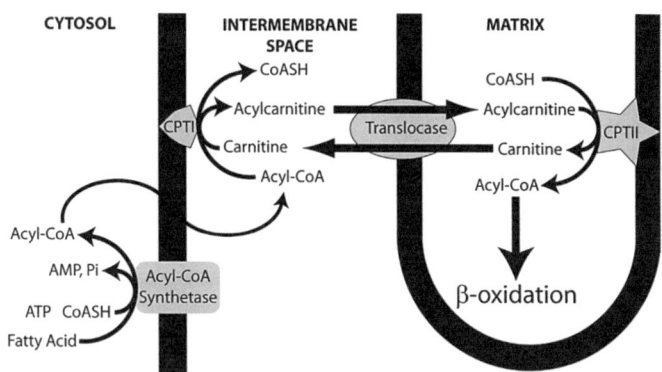

Abb. 2.9 Der Carnitin-Shuttle ermöglicht den Transport von aktivierten Fettsäuren in Form von Acyl-CoA in die mitochondriale Matrix, wo die Oxidation stattfindet. CPTI ist Carnitin-Palmitoyl-Transferase I und katalysiert den geschwindigkeitsbestimmenden Schritt des Shuttles. CPTII ist Carnitin-Palmitoyl-Transferase II

das Äquivalent von **zwei ATP**. Dies liegt daran, dass ATP während dieses Prozesses in AMP und Diphosphat umgewandelt wird, wobei Diphosphat durch Diphosphatase weiter in zwei anorganische Phosphatmoleküle abgebaut wird. Die Details dieses Prozesses werden hier nicht besprochen.

Acyl-CoA kann frei durch die äußere mitochondriale Membran diffundieren. Es kann jedoch die innere mitochondriale Membran nicht durchdringen. Dies wird durch den **Carnitin-Shuttle übernommen**, dargestellt in Abb. 2.9. Carnitin fungiert als Shuttle-Protein, das den Transport der Fettsäure über die innere mitochondriale Membran ermöglicht. Carnitin-Palmitoyl-Transferase I dient dazu, eine Acylgruppe auszutauschen und damit im Intermembranraum Acylcarnitin aus Acyl-CoA zu bilden. **Carnitin-Acylcarnitin-Translokase** ermöglicht dann, dass Acylcarnitin im Austausch gegen ein freies Carnitin-Molekül in die mitochondriale Matrix eintritt. Innerhalb der Matrix dient dann **Carnitin-Palmitoyl-Transferase II** dazu, Acylcarnitin zurück in Acyl-CoA umzuwandeln. Acyl-CoA wird anschließend innerhalb der mitochondrialen Matrix durch den Prozess der β-Oxidation metabolisiert (Abb. 2.10).

Kurz- und mittelkettige Fettsäuren (weniger als zwölf Kohlenstoffatome) durchdringen in ihrer nichtionisierten Form frei die innere mitochondriale Membran und werden innerhalb der mitochondrialen Matrix durch eine **Acyltransferase** einfach zu Acyl-CoA aktiviert.

Carnitin-Palmitoyl-Transferase I wird allgemein als das geschwindigkeitsbestimmende Enzym der Fettsäureoxidation angesehen. Daher ist sie stark reguliert. Malonyl-CoA, ein Schlüsselintermediat in der Fettsäuresynthese, hemmt CPTI, wodurch die Oxidation von Fettsäuren reduziert wird, während die Synthese aktiv stattfindet. Insulin beeinflusst auch die Aktivität von CPTI, wie nachfolgend beschrieben wird.

Carnitinmangel kann zu einem Syndrom führen, das als hypoketotische Hypoglykämie durch Fasten bezeichnet wird. Das Syndrom ist verbunden mit Muskelschwäche und Myoglobinurie nach längerer Bewegung (da der Muskel abbaut und Myoglobin freisetzt). Die gleichen Symptome treten bei genetischen Defekten der Carnitin-Palmitoyl-Transferase I auf.

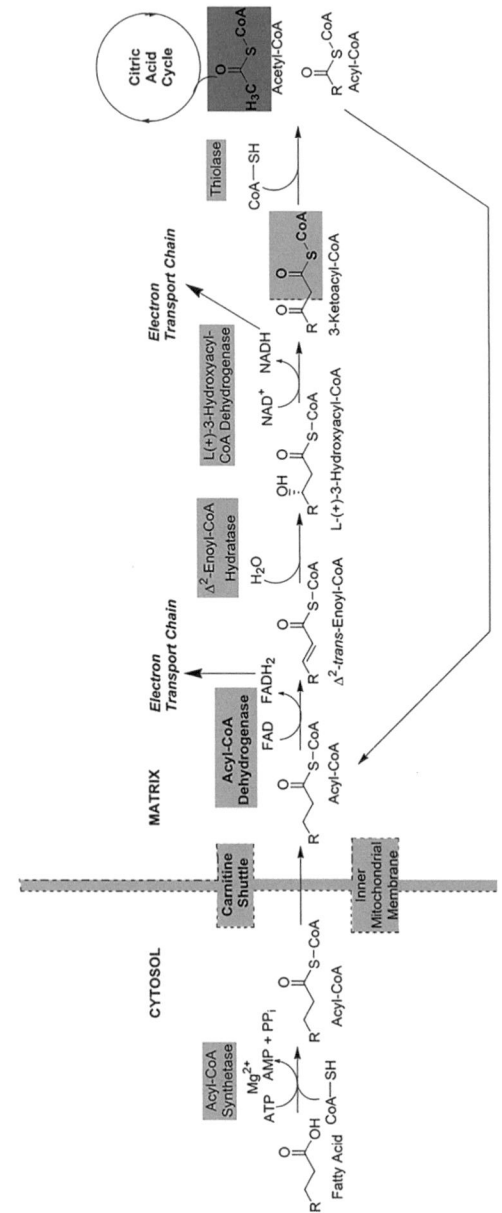

Abb. 2.10 β-Oxidation von Fettsäuren

β-Oxidation

Innerhalb der mitochondrialen Matrix werden von den Fettsäuren jeweils zwei Kohlenstoffatome vom Carboxyl-Ende her abgespalten und zu Einheiten von Acetyl-CoA oxidiert. Dieses Acetyl-CoA tritt dann in den TCA-Zyklus ein. Die Bindung zwischen den α- und den β-Kohlenstoffatomen wird gespalten, daher der Name β-Oxidation. Das allgemeine Schema der β-Oxidation ist in Abb. 2.11 dargestellt.

Angeborene Defekte der **mittelkettigen Acyl-CoA-Dehydrogenase (MCAD)** führen zur Anhäufung von mittelkettigen Fettsäuren in den Mitochondrien. Da mittelkettige Fettsäuren eine wichtige Quelle von Acetyl-CoA für die Gluconeogenese sind, ist diese Störung auch mit *hypoketotischer Hypoglykämie durch Fasten* assoziiert. Symptome können Erbrechen, Koma und Tod aufgrund unzureichender Energiezufuhr zum Gehirn umfassen.

Wie Sie sich leicht ausrechnen können, ergibt die Oxidation einer geradzahligen Fettsäure von n Kohlenstoffatomen $n/2$ Acetyl-CoA-Moleküle. Die Oxidation einer ungeradzahligen Fettsäure von n Kohlenstoffatomen führt zur Bildung von $(n - 3)/2$ Acetyl-CoA-Molekülen plus einem Molekül Propionyl-CoA.

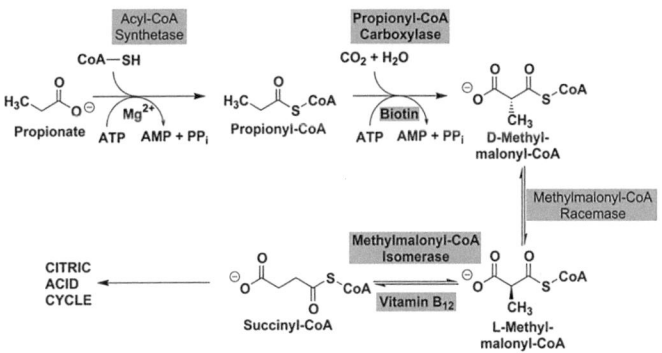

Abb. 2.11 Propionsäure wird durch eine Reihe von Enzymen, die Biotin und Vitamin B12 als Cofaktoren benötigen, zu Succinyl-CoA, einem Zwischenprodukt des Citronensäurezyklus, metabolisiert

Dies liegt daran, dass die letzte Kette aus drei Kohlenstoffatomen nicht weiter metabolisiert werden kann.

Geradzahlige Fettsäure (*n* Kohlenstoffatome): *n*/2 Acetyl-CoA

Ungeradzahlige Fettsäure (*n* Kohlenstoffatome): (*n* − 3)/2 Acetyl-CoA + Propionyl-CoA

Der Stoffwechsel von Propionyl-CoA ist in Abb. 2.12 dargestellt. Dies ist ein Weg mit mehreren wichtigen Punkten, die Sie sich merken sollten. Es ist einer der beiden Wege im menschlichen Stoffwechsel, die Vitamin B12 benötigen (der andere ist die Umwandlung der Aminosäure Methionin in die Aminosäure Cystein, die wir in Kap. 3 behandeln werden). Propionyl-CoA wird durch **Propionyl-CoA-Carboxylase**, ein Enzym, das **Biotin** als Cofaktor benötigt, zu D-Methylmalonyl-CoA umgesetzt. D-Methylmalonyl-CoA wird durch Methylmalonyl-CoA-Racemase in sein Enantiomer, L-Methylmalonyl-CoA, umgewandelt. L-Methylmalonyl-CoA wird dann zu Succinyl-CoA umgewandelt durch **Methylmalonyl-CoA-Isomerase**, das Enzym, das Vitamin B12 benötigt. Succinyl-CoA tritt dann in den TCA ein.

Da Propionat Succinyl-CoA liefern kann, wird es schließlich im TCA-Zyklus zu Oxalacetat metabolisiert. Da Oxalacetat ein Zwischenprodukt in der Gluconeogenese ist, kann Propionat somit in Glucose umgewandelt werden! Dies ist der ein-

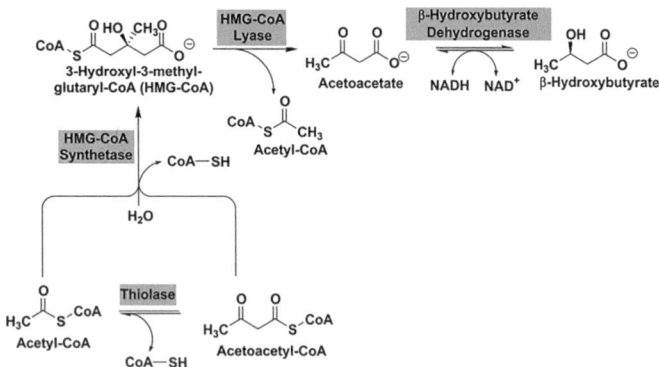

Abb. 2.12 Ketonkörper werden in der Leber aus Acetyl-CoA als alternative Energiequellen erzeugt, wenn die Glucosespeicher niedrig sind

zige Weg, durch den die Oxidation von Fettsäuren glucogen sein kann. Ansonsten kann das über alle anderen Fettsäuresynthesen produzierte Acetyl-CoA keine Glucose bilden und kann nur in Ketonkörper umgewandelt werden.

Inaktivierende Mutationen in **Propionyl-CoA-Carboxylase** führen zu **Propionsäureämie**, während Mutationen in **Methylmalonyl-CoA-Isomerase** (**Methylmalonyl-CoA-Mutase**) zu **Methylmalonsäureämie** führen. Beide Zustände sind mit Hyperammonämie verbunden, die zu **Enzephalopathie** und **schweren geistigen Störungen** führen kann (siehe Lauras Vorlesungen über den Aminosäurestoffwechsel für mehr Information über Hyperammonämie).

Energiebilanzierung

Jedes Zwei-Kohlenstoff-Fragment einer **geradkettigen Fettsäure** liefert ein NADH und ein $FADH_2$ im Prozess der Umwandlung zu Acetyl-CoA. Dies entspricht netto fünf ATP. Zusätzlich produziert jedes Acetyl-CoA drei NADH, ein $FADH_2$ und ein ATP (oder GTP) durch den TCA-Zyklus, was weitere zwölf ATP liefert. *Daher liefert jedes Zwei-Kohlenstoff-Fragment einer Fettsäure 17 ATP.* Der Fettsäurestoffwechsel erfordert anfangs eine Aktivierung, die zwei ATPs verbraucht. Daher ergibt sich:

Number of ATP Produced = $17^*(n/2)-2$ n = number of carbons

Oxidation von ungesättigten Fettsäuren

Ungesättigte Fettsäuren werden genau wie gesättigte Fettsäuren metabolisiert, bis das erste ungesättigte Kohlenstoffatom in die β-Position kommt. An diesem Punkt wird die cis-Doppelbindung durch Δ^3-*cis*→Δ^2-*trans*-Enoyl-CoA-Isomerase in eine trans-Doppelbindung isomerisiert. Wie Sie sich vorstellen können, sieht das resultierende Produkt nun genau aus wie ein Substrat für Δ^2-*trans*-Enoyl-CoA-Hydrataseund geht in den normalen β-Oxidationsweg für gesättigte Fettsäuren ein.

Peroxisomaler Fettsäurestoffwechsel

Sehr lange Fettsäuren (mehr als 20 Kohlenstoffatome) können nicht direkt in den Mitochondrien oxidiert werden. Sehr lange Fettsäuren (VLCFAs) werden zuerst in Peroxisomen zu Octanoyl-CoA (mit einer acht Kohlenstoffatome langen Fettsäure) oxidiert, das dann im Mitochondrium metabolisiert werden kann. VLCFAs gelangen durch einen Transporter namens **ALDP** in das Peroxisom. Einmal im Peroxisom, werden VLCFAs durch β-Oxidation durch ein FAD-abhängiges Enzym namens **Acyl-CoA Oxidase** metabolisiert, was zur Bildung von Acetyl-CoA und H_2O_2 führt. *Beachten Sie den Unterschied zwischen mitochondrialer Fettsäureoxidation, die FAD und NAD+ benötigt, vs. peroxisomaler Fettsäureoxidation, die nur FAD benötigt.* Octanoyl-CoA verlässt dann das Peroxisom mithilfe von ALDP.

Inaktivierende Mutationen in ALDP führen zu einem Defekt namens X-gebundene Adrenoleukodystrophie, bei der sich VLCFAs in verschiedenen Geweben ansammeln, was zu fortschreitender Gehirnschädigung, Funktionsstörungen der Nebennieren und schließlich zum Tod führt.

Inaktivierende Mutationen in Genen, die an der Bildung von Peroxisomen beteiligt sind, die Peroxine(PEX1, PEX2, PEX3, PEX5, PEX6 und andere), führen zu Zellweger-Syndrom (zerebrohepato-renales Syndrom), das sich durch Leberversagen, geistige Behinderung und Krampfanfälle auszeichnet.

Ketonkörperbildung

Die Fettsäureoxidation liefert große Mengen an ATP liefert, die für die Gluconeogenese in der Leber verwendet werden können; ein weiteres wichtiges metabolisches Endprodukt der Fettsäureoxidation sind jedoch die Ketonkörper. Da gluconeogene

Substrate, wie Aminosäuren, im Laufe der Zeit aufgebraucht werden, liefern Ketonkörper eine weitere Energiequelle, die von der Leber in den Blutkreislauf geschleust und von anderen Geweben, einschließlich des Gehirns, genutzt werden kann. Die hauptsächlich verwertbaren Ketonkörper sind **Acetoacetat** und **β-Hydroxybutanoat** (**3-Hydroxybutyrat, β-Hydroxybutyrat**) Abb. 2.12. Zusätzlich kann Acetoacetat spontan zu **Aceton** zerfallen, wobei Kohlendioxid freigesetzt wird. Acetoacetat kann zu Acetyl-CoA umgewandelt werden, das in der Atmungskette verwendet wird. β-Hydroxybutanoat wird zunächst zu Acetoacetat und dann zu Acetyl-CoA metabolisiert. Daher stellen diese in Abwesenheit von Glucose wichtige alternative Energiequellen dar.

Wenn die Serum-Fettsäurekonzentration steigt, übersteigt der Fettsäurestoffwechsel in der Leber die Kapazität des TCA-Zyklus und der Elektronentransportkette. Daher wird Acetyl-CoA in die Ketonkörperbildung umgeleitet, wie in Abb. 2.13 dargestellt. **HMG-CoA Synthase** ist das geschwindigkeitsbestimmende Enzym im Prozess der Ketonkörperbildung.

Das Gleichgewicht zwischen Acetoacetat und β-Hydroxybutanoat wird durch das Verhältnis von NADH:NAD$^+$ in den Geweben, insbesondere der Leber, bestimmt. Hohe NADH-Werte führen zur Bildung von β-Hydroxybutanoat, während

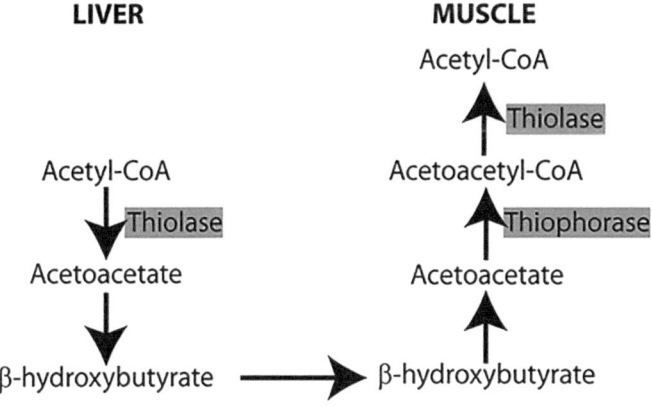

Abb. 2.13 Ketonkörperzyklus

niedrige NADH-Werte hauptsächlich zur Bildung von Acetoacetat führen. Beide können von extrahepatischen Geweben genutzt werden. Acetoacetat und β-Hydroxybutanoat werden innerhalb der mitochondrialen Matrix durch **β-Hydroxybutanoat-Dehydrogenase** (**3-Hydroxybutyrat-Dehydrogenase**) umgewandelt.

Die Leber gibt Ketonkörper (Acetoacetat und β-Hydroxybutanoat) in den Kreislauf ab. Extrahepatische Gewebe besitzen **CoA-Transferase (Thiophorase)**, welche **Acetoacetat** in **Acetoacetyl-CoA** umwandelt, das dann durch Thiolase in Acetyl-CoA umgewandelt und zur Erzeugung von NADH und $FADH_2$ im TCA-Zyklus verwendet werden kann. Dieser Prozess ist in Abb. 2.14 dargestellt. Die Leber besitzt keine Thiophorase und kann daher Ketonkörper nicht metabolisieren, da sie das aktivierte Acetoacetyl-CoA aus Acetoacetat nicht herstellen kann. Das in der Leber zur Produktion von Ketonkörpern erzeugte Acetoacetyl-CoA wird durch Thiolase aus Acetyl-CoA hergestellt, das hauptsächlich aus der Fettsäureoxidation stammt.

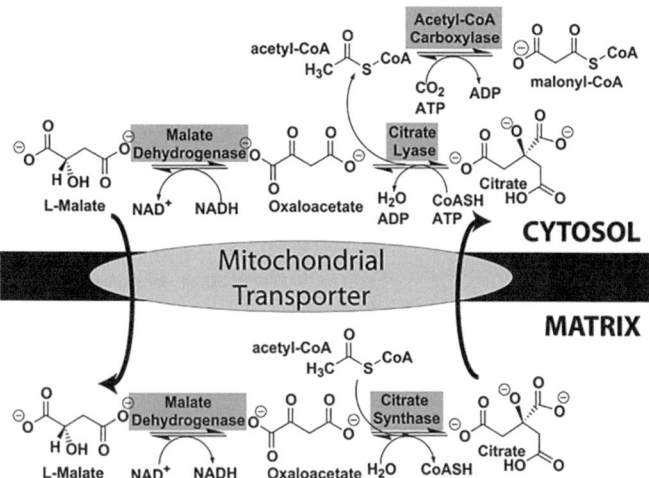

Abb. 2.14 Der Citrat-Shuttle übernimmt den Transport von Acetyl-CoA aus der mitochondrialen Matrix in das Zytosol zur Fettsäuresynthese

Diabetische Ketoazidose (DKA) ist ein Zustand, der mit Hyperglykämie in Verbindung steht. In diesem Fall führt der absolute Insulinmangel zu einer erhöhten Lipolyse und Freisetzung von Fettsäuren aus dem Fettgewebe und zu einer erhöhten Fettsäureoxidation in der Leber. Dieser unkontrollierte Fettsäurestoffwechsel führt zur Anhäufung von Ketonkörpern im Blut. Da diese Säuren sind, entwickelt sich eine Azidose, die tödlich sein kann, wenn sie nicht sofort durch Insulingabe behandelt wird. Die Produktion von Ketonkörpern tritt normalerweise in hypoglykämischen Zuständen auf, um dem Körpergewebe andere Energiequellen zur Verfügung zu stellen. Bei der DKA werden jedoch Ketonkörper pathologisch in einem Umfeld erhöhter Glucosespiegel produziert, weil die Insulin-vermittelte Unterdrückung des Fettsäurestoffwechsels fehlt.

Ketoazidose kann durch Untersuchung der Urin-Keton-Werte diagnostiziert werden. Aceton und Acetoacetat werden durch Urin-Teststreifen nachgewiesen. β-Hydroxybutanoat wird allerdings nicht durch Urin-Teststreifen nachgewiesen! Dies ist wichtig, denn wenn Sie Insulin verabreichen, beginnt der Patient sich zu erholen und es werden weniger Ketonkörper produziert. Dies bedeutet, dass weniger Fettsäureoxidation stattfindet und somit weniger NADH in der Leber angesammelt wird. Dies führt zur Reoxidation des verbleibenden β-Hydroxybutanoats zurück zu Acetoacetat. Daher können in den frühen Stadien der Erholung die Blut- und Urin-β-Hydroxybutanoat-Werte sinken und die Acetoacetat-Werte steigen. *Daher kann der Zustand des Patienten paradoxerweise schlechter erscheinen, wenn Sie den Urin-Teststreifen zur Überwachung des Fortschritts verwenden! Deshalb wird oft gleichzeitig eine Messung der Blutketon-Werte durchgeführt.*

Lipogenese (Fettsäuresynthese)

Während die Fettsäureoxidation innerhalb der mitochondrialen Matrix stattfindet, erfolgt die Fettsäuresynthese (Lipogenese) innerhalb des Zytosols. Diese räumliche Trennung von Fettsäureoxidation und -synthese ermöglicht eine unabhängige Kontrolle beider Prozesse entsprechend den Bedürfnissen des Gewebes. **Acetyl-CoA** dient als Ausgangsmaterial und **Palmitinsäure** ist der Endpunkt der zytosolischen Fettsäuresynthese. Denken Sie daran, dass Acetyl-CoA, das durch Pyruvat-Dehydrogenase erzeugt wird, in der mitochondrialen Matrix gefangen ist und nicht durch die innere mitochondriale Membran diffundieren kann. Daher ist ein weiterer Shuttle, der **Citrat-Shuttle**, notwendig, um Acetyl-CoA-Äquivalente über die innere mitochondriale Membran zu transferieren (Abb. 2.14). Hier werden Acetyl-CoA und Oxalacetat durch Citrat-Synthase in Citrat umgewandelt, und Citrat diffundiert in das Zytosol. **Citrat-Lyase** katalysiert dann die Bildung von Acetyl-CoA und Oxalacetat im Zytosol, wobei ein Molekül ATP verbraucht wird. Dieses Acetyl-CoA wird dann für die Fettsäuresynthese verwendet, zuerst wird es durch **Acetyl-CoA-Carboxylase** ATP-abhängig in **Malonyl-CoA** umgewandelt, bevor es durch **Fettsäure-Synthase** polymerisiert wird. *Acetyl-CoA-Carboxylase katalysiert den geschwindigkeitsbestimmenden Schritt der Fettsäuresynthese und somit den am stärksten regulierten Schritt des Prozesses.* Ein allgemeines Schema der Fettsäuresynthese ist in Abb. 2.15 dargestellt.

In Anwesenheit von Insulin wird Acetyl-CoA-Carboxylase dephosphoryliert und somit aktiviert, was zu einer erhöhten Fettsäuresynthese führt. Glukagon hemmt die Fettsäuresynthese, indem es die Phosphorylierung von Acetyl-CoA-Carboxylase verursacht.

Fettsäure-Synthaseist ein Multienzymkomplex, der Zwei-Kohlenstoff-Bausteine in die gesättigte 16-Kohlenstoff-Fettsäure Palmitat umwandelt. Die Fettsäuresynthese ist in vielerlei Hinsicht ein unvollkommenes Spiegelbild der β-Oxidation. Während die Enzyme, die die beiden Wege katalysieren, völlig unterschiedlich sind, sind die biochemischen Reaktionen sehr ähnlich – die lange Kette von Palmitat wird in Einheiten von zwei Kohlenstoffatomen aufgebaut, so wie Fettsäuren durch Abspalten von Einheiten von zwei Kohlenstoffatomen oxidiert werden. Bemerkenswert ist, dass die ersten beiden Kohlenstoffatome in Palmitat von einem Molekül Acetyl-CoA stammen, während alle nachfolgenden

Lipogenese (Fettsäuresynthese)

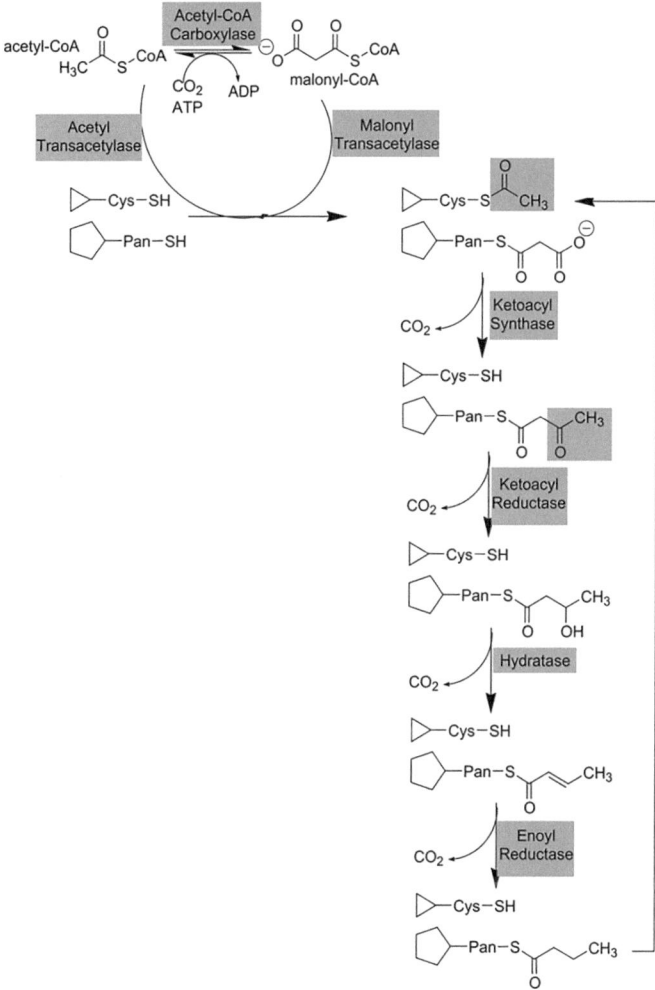

Abb. 2.15 Fettsäuresynthese

Zwei-Kohlenstoff-Fragmente von Malonyl-CoA stammen. Die Decarboxylierung von Malonyl-CoA liefert die energetische Triebkraft, die die Fettsäuresynthese antreibt. Nur die ersten beiden Kohlenstoffatome der Fettsäurekette stammen von einem Molekül Acetyl-CoA.

Von besonderer Bedeutung ist, dass die β-Oxidation NADH aus NAD^+ produziert, während die Fettsäuresynthese NADPH verwendet und $NADP^+$ erzeugt. Eine der Hauptverwendungen von NADPH, wie in dem Überblicksblatt zum Kohlenhydratmetabolismus besprochen, ist die Fettsäuresynthese. Ohne einen funktionellen Pentosephosphatweg (HMP-Shunt) ist die Fettsäuresynthese beeinträchtigt. Die Fettsäuresynthese findet hauptsächlich in der Leber statt, während die Fettspeicherung hauptsächlich im Fettgewebe erfolgt. Wie wir im Abschnitt über den Lipidtransport lernen werden, ist die Hauptfunktion von VLDL der Transport von in der Leber produzierten Lipiden zum Rest des Körpers.

Ich stelle den Weg der Fettsäuresynthese in Abb. 2.15 dar, nicht weil von Ihnen erwartet wird, die Schritte dieses Weges auswendig zu lernen, sondern weil es lohnenswert ist, sich mit dem Prozess vertraut zu machen. *Was Sie jedoch wissen sollten, ist, dass das Hauptprodukt der zytosolischen Fettsäuresynthese die Palmitinsäure (die gesättigte 16-Kohlenstoff-Fettsäure) ist.* Beachten Sie hier erneut, dass dies ein zyklischer Prozess ist, genau wie die β-Oxidation. Der gesamte Prozess wird durch einen einzigen Multienzymkomplex katalysiert, die **Fettsäure-Synthase**.

Verlängerung von Fettsäuren

Der Körper muss natürlich Fettsäuren produzieren, die mehr als 16 Kohlenstoffatome haben. Darüber hinaus muss er bereits vorhandene Fettsäuren verlängern können. Die Verlängerung ist ein wichtiger Weg, durch den essenzielle Nahrungsfettsäuren in andere physiologisch wichtige Fettsäuren umgewandelt werden. Diese Verlängerung findet im **endoplasmatischen Retikulum** statt. Das **mikrosomale Fettsäureverlängerungssystem** verlängert gesättigte und ungesättigte Fettsäuren, die mindestens zehn Kohlenstoffatome lang sind, mit zwei Kohlenstoffatom-Einheiten unter Verwendung von Malonyl-CoA und NADPH auf eine Weise, die der Fettsäuresynthase-Reaktion ähnlich ist. Dieses System produziert die sehr langkettigen Fettsäuren (C22 und

C24), die für die **Myelinbildung** und andere Prozesse notwendig sind.

Synthese von einfach ungesättigten und mehrfach ungesättigten Fettsäuren

Die Leber ist in der Lage, mehrere nicht essenzielle einfach ungesättigte und mehrfach ungesättigte Fettsäuren zu synthetisieren. Die Leber verwendet dafür **Desaturasen**, Enzyme, die molekularen Sauerstoff und NADH nutzen, um eine vorgeformte gesättigte Fettsäure zu desaturieren. Diese Enzyme sind auch im **mikrosomalen System** des endoplasmatischen Retikulums zu finden. Indem sie das Desaturase- und das Elongasesystem zusammen nutzt, kann die Leber eine Vielzahl von einfach ungesättigten und mehrfach ungesättigten Fettsäuren synthetisieren.

Regulation der Fettsäuresynthese

Die Mehrheit der Regulation erfolgt auf der Stufe der **Acetyl-CoA Carboxylase**. Die Phosphorylierung dieses Enzyms führt zu seiner Inaktivierung, während die Dephosphorylierung zu seiner Aktivierung führt. Wie erwartet, aktiviert Glukagon PKA und andere Kinasen wie AMPK, die wiederum dieses Enzym phosphorylieren und inaktivieren. Im Gegensatz dazu aktiviert Insulin verschiedene Proteinphosphatasen, die dieses Enzym dephosphorylieren und zu seiner Aktivierung führen. Somit hemmt Glukagon die Lipogenese, während Insulin die Lipogenese fördert.

Insulin im Fettsäurestoffwechsel

1. Insulin stimuliert die Lipogenese durch
   (a) Erhöhung der Acetyl-CoA-Carboxylase-Aktivität durch ihre Dephosphorylierung,

(b) Erhöhung des Transports von Glucose in das Fettgewebe und damit Erhöhung der Verfügbarkeit von Substraten für die Lipogenese,
(c) Erhöhung der Pyruvat-Dehydrogenase-Aktivität im Fettgewebe durch Erhöhung der Aktivität der PDH-Phosphatase und damit Erhöhung der Mengen an dephosphorylierter aktiver PDH. Dies führt zur erhöhten Produktion von Acetyl-CoA, dem Hauptsubstrat für die Lipogenese.
2. Insulin hemmt den Fettsäureabbau durch
   (a) Verringerung der **hormonsensitiven Lipase- (HSL-)**Aktivität. HSL ist ein Enzym im Fettgewebe, das freie Fettsäuren aus Triglyceriden freisetzt, sodass sie zur Metabolisierung in die Leber diffundieren können,
   (b) Regulation der Aktivität von **Carnitin-Palmitoyltransferase I (CPTI)** in der Leber, einem Schlüsselenzym, das Fettsäuren den Eintritt in die Mitochondrien ermöglicht –
   - indirekt durch Erhöhung der Fettsäuresynthese und damit der Mengen an **Malonyl-CoA**, einem wichtigen allosterischen Inhibitor von CPTI,
   - direkt durch noch schlecht verstandene Wege.

GlukagonundEpinephrinhaben weitgehend entgegengesetzte Effekte in all den oben genannten Wegen.

Vergleich und Gegenüberstellung von Fettsäuresynthese und -oxidation

Fettsäuresynthese und Oxidation werden in Tab. 2.1 verglichen und gegenübergestellt. Darin sind auch die Schlüsselaspekte beider Prozesse zusammengefasst.

Stoffwechsel von Glycerolipiden

Sobald Fettsäuren synthetisiert oder vom Darm absorbiert wurden, müssen sie in die verschiedenen einfachen Lipide umgewandelt werden. Für Acylglycerine (Fette und Öle) werden drei

Stoffwechsel von Glycerolipiden

Tab. 2.1 Vergleich und Gegenüberstellung von Fettsäuresynthese und -oxidation

	Fettsäuresynthese	Fettsäureoxidation
Zweck	Energiespeicherung	Energieerzeugung
Endprodukt	Triacylglycerin (drei Fettsäuren an Glycerin gebunden)	Vollständige Oxidation: 9 kcal/g Fett oder 131 ATP aus 1 Molekül Palmityl-CoA (16 Kohlenstoffatome)
		Ketonkörper werden von der Leber erzeugt und in anderen Geweben in ATP umgewandelt
		Glycerin wird wiederverwendet, um Glucose durch Gluconeogenese zu produzieren
Beteiligte Gewebe	Leber (hauptsächlich), laktierende Brustdrüsen, Fettgewebe	Leber, Kardiomyozyten, Myozyten und andere Gewebe
Subzelluläre Lokalisierung	Zytosol	Mitochondrien
Membrantransport	Citrat wird durch den Citrat-Shuttle über die mitochondriale Membran ins Zytosol transportiert	Lange Fettsäuren werden durch den Carnitin-Shuttle in die Mitochondrien transportiert
Cofaktoren	NADPH, ATP	NAD^+, FAD
Hormonelle Regulation	Stimuliert durch Insulin	Gehemmt durch Insulin
	Gehemmt durch Glukagon	Stimuliert durch Glukagon
Andere Regulation	Gehemmt durch Epinephrin	

Fettsäuren und ein Glycerinrückgrat benötigt. Das Glycerinrückgrat stammt aus Glycerin-3-phosphat, das aus Dihydroxyacetonphosphat (DHAP), einem Glykolyse-Zwischenprodukt, durch **Glycerin-3-phosphat-Dehydrogenase** gebildet wird. Fettsäuren werden durch **Acyl-CoA-Synthase** zu Acyl-CoA aktiviert. Zwei

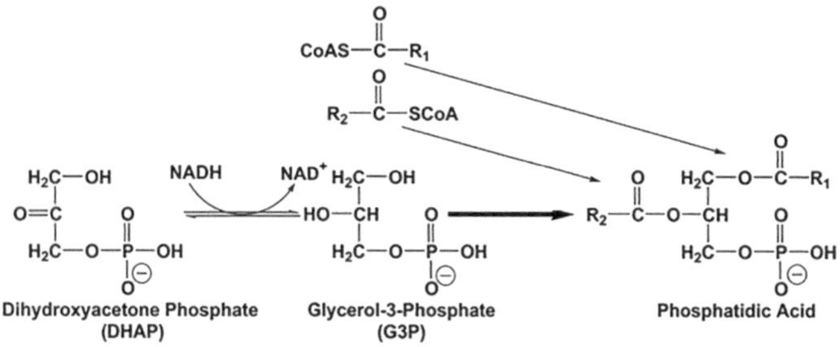

$$\text{Dihydroxyacetone Phosphate (DHAP)} \xrightarrow[\text{NADH} \quad \text{NAD}^+]{} \text{Glycerol-3-Phosphate (G3P)} \xrightarrow[]{\text{CoAS-C(O)-R}_1,\ \text{R}_2\text{-C(O)-SCoA}} \text{Phosphatidic Acid}$$

Abb. 2.16 Synthese von Phosphatidsäure, dem Rückgrat der Glycerolipide

Acyl-CoA können dann mit dem Glycerin-3-phosphat zu einem **Phosphatidat** kombiniert werden. Dieser Prozess ist in Abb. 2.16 dargestellt. Phosphatidsäure ist das Zwischenprodukt, das zur Synthese von Triacylglycerinen (Triglyceride) führt, der endgültigen Speicherform von Fettsäuren im Fettgewebe. Dies wird durch **Phosphatidat-Phosphohydrolase** und **Diacylglycerin-Acyltransferase** erreicht.

Phosphatidsäure dient auch als Zwischenprodukt für die Synthese der Phospholipide (Glycerophospholipide). Cholin und Ethanolamin werden zu **CDP-Cholin** und **CDP-Ethanolamin** aktiviert, und diese werden mit Phosphatidsäure konjugiert, um die jeweiligen Phospholipide zu erzeugen. Dies ist ein gemeinsames Thema, das wir bereits bei der Glykogensynthese angetroffen haben – Aktivierung durch Nukleotidierung. Phosphatidylserin wird aus Phosphatidylethanolamin durch eine Austauschreaktion gebildet, bei der freies Serin Ethanolamin ersetzt.

Phospholipide werden durch **Phospholipasen** abgebaut, die die Hydrolyse des Fettsäurerestes vom Glycerinrückgrat katalysieren. Es gibt eine Reihe von Phospholipasen, die an zellulären Signalübertragungskaskaden beteiligt sind, und andere, die an der Verdauung beteiligt sind.

Stoffwechsel von Sphingolipiden

Ceramide werden innerhalb des endoplasmatischen Retikulums synthetisiert. **Sphingomyeline** entstehen, wenn das Cholin aus einem Phosphatidylcholin auf ein Ceramid übertragen wird, wobei ein Diacylglycerin zurückbleibt. **Glykolipide** entstehen, wenn UDG-Glucose und UDP-Galactose zu einem Ceramid hinzugefügt werden. **Ganglioside** sind einfach komplexe Glykolipide, die auch Sialinsäuren enthalten, wie zum Beispiel Neuraminsäure.

Sphingolipide werden hauptsächlich in Lysosomen durch **Sphingolipasen** und **Ceramidasen** abgebaut, während die Glykolipid-Seitenketten zuerst spezifisch durch eine Vielzahl von Saccharidasen, einschließlich **β-Galactosidasen** und **Hexosaminidasen**, abgebaut werden. Eine Vielzahl von **Sphingolipidosen** entsteht durch die falsche Ausrichtung von lysosomalen Enzymen, die am Abbau von Sphingolipiden beteiligt sind. Alle diese Erkrankungen sind durch die Anhäufung von komplexen Lipiden, die Ceramid enthalten, innerhalb der Zellen (insbesondere Neuronen) gekennzeichnet, was zum Zelltod führt. *Viele dieser lysosomalen Speicherkrankheiten sind besonders häufig bei* **aschkenasischen Juden**.

Die Sphingolipidosen und Sulfatidoses

Lipide werden im Körper ständig abgebautund resynthetisiert. Dieser Prozess ist unerlässlich, um sicherzustellen, dass oxidierte und anderweitig chemisch veränderte Lipide aus den Membranen entfernt und durch intakte Lipide ersetzt werden. Die Sphingolipidosen und Sulfatidosen sind Störungen des Lipidabbaus und sind alle rezessive lysosomale Speicherkrankheiten. Wesentliche lysosomale Enzyme, die am Abbau bestimmter Lipide beteiligt sind, sind mutiert und Individuen, die homozygot für diese inaktivierenden Mutationen sind, akkumulieren diese Lipide innerhalb der Lysosomen bestimmter Organe des Körpers, was zur Pathologie der Krankheit führt. Wenn sich diese Lipide ansammeln, werden die Zellen, in denen sie sich ansammeln, funktionsunfähig. Die Sphingolipidosen sind in Tab. 2.2 zusammengefasst.

Tab. 2.2 Die Sphingolipidosen

Krankheit	Enzymmangel	Akkumulierendes Produkt	Wichtige Merkmale	Behandlung
Tay-Sachs	Hexosaminidase A	GM2 Gangliosid (Gehirn)	**Kirschroter Fleck auf der Makula**	Keine
			Geistige Behinderung, Blindheit	
			Tod bis zum Alter von 3 Jahren	
			Ashkenazi-jüdischer Abstammung	
Gaucher	β-Glucocerebrosidase	Glucocerebrosid (Gehirn, Leber, Milz, Knochenmark)	„**Gewebepapier-Makrophagen**"	Enzymersatztherapie (Imiglucerase)
				Glucosylceramid Synthase-Inhibitoren
Niemann–Pick	Sphingomyelinase	Sphingomyelin	**Kirschroter Fleck auf der Makula**	Glucosylceramid Synthase-Inhibitoren
			Geistige Behinderung	
			Hepatosplenomegalie	
			Tod bis zum Alter von 3 Jahren	

(Fortsetzung)

Tab. 2.2 (Fortsetzung)

Krankheit	Enzymmangel	Akkumulierendes Produkt	Wichtige Merkmale	Behandlung
Krabbe	Galactocerebrosidase	Galactocerebrosid	**Mehrkernige Globoidzellen**	Knochenmarktransplantation
Fabry	α-Galactocerebrosidase A	Ceramid-Trihexosid (systemische Endothelzellen)	**Angiokeratome**	Enzymersatztherapie (Agalsidase)
			Nierenversagen, Hornhauttrübung	
			X-chromosomal rezessiv	
Metachromatische Leukodystrophie	Arylsulfatase A	Sulfatid (Gehirn, Niere, Leber, Nerven)	Zerebralparese	Keine
			Geistige Behinderung	
			Anfälle, Blindheit	
Farber	Säure-Ceramidase	Ceramid (Gehirn, Leber, Gelenke, Weichteile)	Geistige Behinderung	Keine
			Gelenkkontrakturen, Xanthome	

Tay-Sachs-Krankheit Hexosaminidase A, ein lysosomales Enzym, das am Abbau von Gangliosid GM2 beteiligt ist, ist bei dieser Krankheit mutiert. GM2-Gangliosid ist normalerweise in den Myelinscheiden von Neuronen, in der Sarkolemma vonKardiomyozyten und in den Membranen von Hepatozyten vorhanden. Die Myelinscheiden der Neuronen, die von Zellen namens Oligodendroglia im Gehirn gebildet werden, werden ständig abgebaut und neu gebildet. Ohne Hexosaminidase A sammelt sich beschädigtes GM2-Gangliosid in Oligodendroglia an, was zu ihrem Tod und schließlich zur Demyelinisierung der Neuronen führt, was zu deren Degeneration führt. Frühe Symptome der Krankheit entwickeln sich im Alter von 6 Monaten und sind hauptsächlich auf diese Neurodegeneration zurückzuführen. Ein normal entwickelnder Säugling ~6 Monate beginnt zu verschlechtern und verliert sowohl motorische als auch intellektuelle Kapazität. Der „kirschrote" Fleck auf der Makula (am hinteren Teil des Auges) ist ein klassisches Merkmal der Krankheit und ist auf die Neurodegeneration innerhalb der Makula zurückzuführen.

Gaucher-Krankheit Glucocerebrosid sammelt sich in phagozytischen Zellen im ganzen Körper (Milz, Leber, Lungen, Knochenmark) aufgrund eines Mangels an dem lysosomalen Enzym Glucocerebrosidase an. Glucocerebrosid ist eine Komponente der Zellmembranen von Erythrozyten und Leukozyten. Alle diese Zellen haben eine begrenzte Lebensdauer und werden schließlich von Makrophagen des retikuloendothelialen Systems phagozytiert, dem körpereigenen Reinigungssystem, das Leber, Milz und Knochenmark umfasst. Diese Makrophagen bauen normalerweise alle Komponenten der roten und weißen Blutkörperchen ab, aber ohne Glucocerebrosidase sammelt sich Glucocerebrosid in den Lysosomen dieser Makrophagen an, was zu einer Makrophagenfunktionsstörung führt. Diese abnormalen Makrophagen ähneln histologisch zerknülltem Gewebepapier, was zur pathognomonischen für die Krankheit führt, ***Gewebepapier-Makrophagen***. Diese Makrophagen sammeln sich im Knochenmark, in der Milz und in der Leber an. Patienten haben eine Anämie aufgrund einer Knochenmarkfunktionsstörung, Hepatosplenomegalie und Lungen- und Nierenfunktionsstörungen.

Niemann-Pick-Krankheit Sphingomyelin ist ein essentielles Membranlipid in den Myelinscheiden von Neuronen und auch innerhalb der Plasmamembranen von Erythrozyten. Ein Mangel an Sphingomyelinase führt zur Anhäufung von Sphingomyelin in Oligodendroglia im Gehirn und Makrophagen des retikuloendothelialen Systems. Daraus könnte man erwarten, dass die Symptome der Krankheit eine Kombination der bei der Tay-Sachs-Krankheit und der Gaucher-Krankheit beobachteten Symptome sein könnten. Tatsächlich ist dies der Fall, wobei Säuglinge im Alter von 6 Monaten neurologische Defizite entwickeln, die denen bei der Tay-Sachs-Krankheit ähnlich sind, und später eine Hepatosplenomegalie entwickeln. Wie bei der Tay-Sachs-Krankheit ist die Niemann-Pick-Krankheit mit dem kirschroten Fleck auf der Makula assoziiert.

Krabbe-Krankheit Ein Mangel an Galactocerebrosidase führt zur Anhäufung von Galactosylceramid, einer essentiellen Komponente von Myelin, in Lysosomen in Oligodendroglia, was zu einer Neurodegeneration führt, ähnlich wie bei der Tay-Sachs-Krankheit beobachtet. Ein Merkmal dieser Krankheit ist, dass sich ansammelndes Galactosylceramid auch Makrophagen des Gehirns, sogenannte Mikroglia, dazu anregt, mehrkernige Riesenzellen zu bilden, die als ***Globoidzellen*** bezeichnet werden. Dies ist das histologische Pathognomonische dieser Krankheit. Frühe Symptome der Krankheit resultieren aus Neurodegeneration mit Entwicklungsverzögerung, Hypotonie, Mikrozephalie und fehlenden Reflexen. Schließlich entwickeln sich Anfälle, mit dem Tod als Folge.

Fabry-Krankheit Ein Mangel an Alpha-Galactosidase A führt zur Anhäufung von Ceramid-Trihexosid hauptsächlich in Endothelzellen, was zu einer Beeinträchtigung des Blutflusses und zur Bildung abnormaler Kapillaren, sogenannter Angiokeratome, führt. Eine beeinträchtigte Durchblutung in den Kapillarbett der Niere führt zu Nierenversagen, während Angiokeratome in der Haut und in den Hornhäuten entstehen, was zu einer Trübung der Hornhaut führt.

Die meisten dieser Krankheiten können mit einer Enzymersatztherapie behandelt werden. Da Zellen ständig Material aus dem extrazellulären Raum endozytieren, ist es möglich, einem Patienten einfach intravenös funktionelles Enzym zu infundieren. Da diese lysosomalen Enzyme normalerweise nur im sauren pH-Wert des Lysosoms funktionell sind, sind sie im Blut und in der extrazellulären Flüssigkeit harmlos. Sobald sie endozytiert werden, gelangen sie in die Lysosomen der Zelle, wo sie durch den sauren pH-Wert aktiviert werden und ihre abbauende Funktion ausüben können.

Es gibt zwei weitere wichtige lysosomale Speicherkrankheiten, die keine Defekte im Sphingolipidstoffwechsel, sondern Defekte im Glykosaminoglykanstoffwechsel sind, die als Mucopolysaccharidosen bezeichnet werden. Diese sind **Hurler-Syndrom** und **Hunter-Syndrom**. Das Hurler-Syndrom resultiert aus einem Mangel an α-L-Iduronidase. Die Krankheit ist mit Hornhauttrübung und geistiger Behinderung assoziiert. Das Hunter-Syndrom resultiert aus einem Mangel an Iduronat-Sulfatase und resultiert in einer milderer Form der Krankheit, die mit einiger geistiger Behinderung, aber keiner Hornhauttrübung assoziiert ist. Das Hunter-Syndrom ist X-chromosomal rezessiv.

Eicosanoide

Eicosanoide sind wichtige Signalstoffe, die aus Fettsäuren abgeleitet sind. Sie wirken als **Autakoide**, lokal wirkende Signalmediatoren, die im Allgemeinen innerhalb der Zelle wirksam sind, in der sie gebildet werden, oder selten auf benachbarte Zellen. Sie sind im Allgemeinen kurzlebig. Viele wichtige Medikamente, einschließlich Acetaminophen (Tylenol), Aspirin und nichtsteroidale entzündungshemmende Medikamente (NSAIDs) wirken durch Modulation von Enzymen, die an der Produktion von Eicosanoiden beteiligt sind. Eicosanoide, die im menschlichen Körper gefunden werden, leiten sich hauptsächlich von Eicosatetraensäure (Arachidonsäure) ab, aber auch von Eicosapentaensäure (EPA) und selten Eicosatriensäure (normalerweise bei Mangelzuständen an essenziellen Fettsäuren). Wichtige Prostanoide und ihre Funktionen sind in Tab. 2.3 dargestellt.

Tab. 2.3 Die Eicosanoide

Produkt	Ort	Funktion
Prostaglandine		
PGE_2	Mastzellen, Makrophagen, glatte Gefäßmuskulatur, Gehirn, Niere	Gastroprotektion
		Diurese
		Schmerz/Hyperalgesie
		Vasodilatator
		Immunmodulator
		Fieber
PGF_2	Gebärmutter, Atemwege, glatte Gefäßmuskulatur, Augen	Glatte Muskelkontraktion (abortiv am Uterus)
		Bronchokonstriktor
PGD_2	Gehirn, Mastzellen, Atemwege	Glatte Muskelkontraktion
		Hemmt die Aggregation von Mastzellen
PGI_2 (Prostacyclin)	Endothel, Thrombozyten, Niere, Gehirn	Gegenwirkt Thromboxanen
		Vasodilatation
		Hemmt die Thrombozytenaggregation
TXA_2	Thrombozyten, Makrophagen, glatte Gefäßmuskulatur, Nieren	Vasokonstriktion
		Thrombozytenaktivierung
		Bronchokonstriktion
Leukotriene		
LTB_4	Neutrophile	PMN-Aktivierung (Migration, Degranulation, Generierung von Superoxid)
LTC_4, LTD_4, LTE_4 (Cysteinyl-Leukotriene)	Mastzellen, Eosinophile, Basophile	Bronchokonstriktion (Hauptmediatoren bei Asthma)
		Vasokonstriktion
		Reduzieren die Herzkontraktilität
		Verringern den koronaren Blutfluss
Lipoxine		
LXA_4, LXB_4	Leukozyten	Vasodilatation
		Blockieren die Funktion von Leukotrienen
Aspirin-ausgelöste Lipoxine (15 Epimere)	PMN	Hemmen Neutrophile
		Blockieren die Zellproliferation

Arachidonsäurefindet sich verestert an der sn2-Position von Phospholipiden in den Plasmamembranen. **Phospholipase A_2** setzt Arachidonsäure frei durch Spaltung der Esterbindung. **Dies ist der geschwindigkeitsbestimmende Schritt für die Synthese aller Eicosanoide!** Sobald die Arachidonsäure freigesetzt ist, wird sie schnell in eines von mehreren Eicosanoiden umgewandelt, abhängig vom Enzymexpressionsprofil der Zelle. Die Aktivität der Phospholipase A_2 wird durch eine Reihe von Entzündungsmediatoren, einschließlich TNF-α, IFN-γ und anderen, hochreguliert. Die Synthese der Eicosanoide ist in Abb. 2.17 dargestellt.

Prostanoide Werden gebildet durch die Cyclooxygenasen COX1 und COX2.

COX-1 wird in den meisten Geweben exprimiert. Es wird als „Haushalts"-Enzym beschrieben, das normale zelluläre Prozesse (wie z. B. den Magenschutz, die vaskuläre Homöostase, die Thrombozytenaggregation und die Nierenfunktion) reguliert und durch Hormone oder Wachstumsfaktoren stimuliert wird. Dies ist eine wesentliche Funktion verschiedener Prostaglandine.

COX-2 ist in den meisten Geweben normalerweise nicht nachweisbar; seine Expression ist während Entzündungszuständen oder experimentell als Reaktion auf mitogene Reize erhöht. Wachstumsfaktoren, Phorbolester und Interleukin-1 stimulieren beispielsweise die Expression von COX-2 in Fibroblasten, während Endotoxin dieselbe Funktion in Monozyten/Makrophagen hat. COX-2 wird konstitutiv im Gehirn, in der Niere, im Knochen und wahrscheinlich im weiblichen Fortpflanzungssystem exprimiert.

Prostaglandine sind weitgehend Vasodilatatoren und Bronchokonstriktoren, sie wirken im Allgemeinen pro-entzündlich, indem sie verschiedene Zytokin-Kaskaden und entzündliche Mediatoren initiieren und Schmerzen und Fieber verstärken.

Prostaglandin E_2 (PGE_2) ist ein wichtiges "Haushalts"-Prostaglandin, das an der Vasodilatation beteiligt ist sowie den Blutfluss zur Magenschleimhaut (Magenschutz) und zur

Eicosanoide

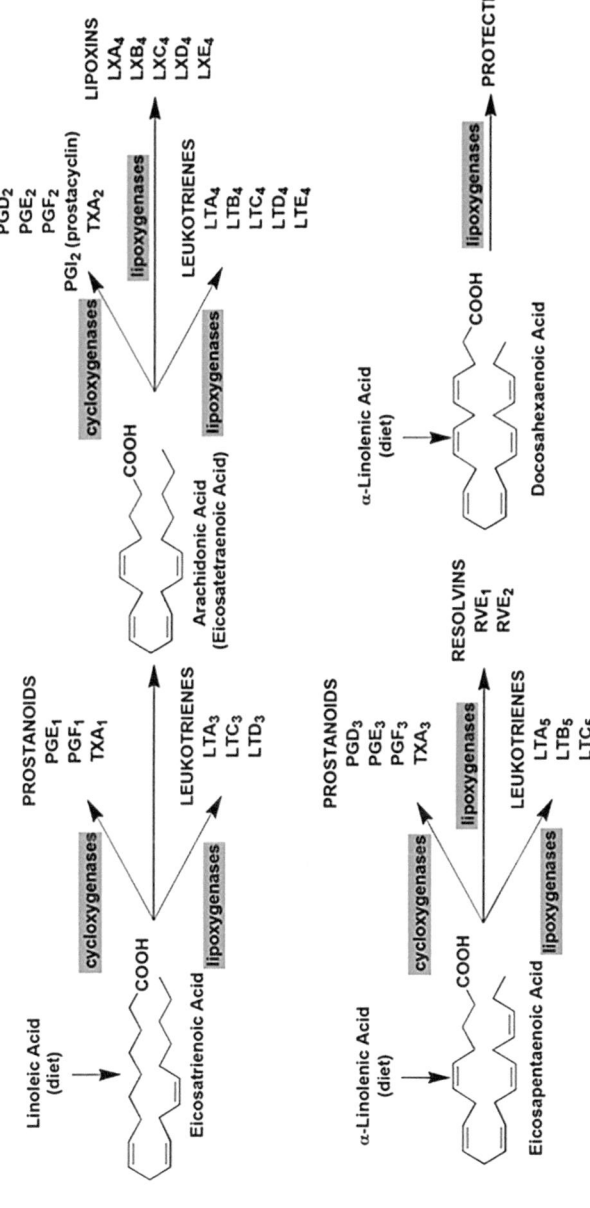

Abb. 2.17 Die Eicosanoide und ihre Ausgangsfettsäuren

Nierenrinde aufrechterhält. Wichtig ist auch, dass es ein potenter Entzündungsmediator ist, der zu Hyperalgesie (verstärkte Schmerzwahrnehmung) und Fieber führt. *Ein wahres zweischneidiges Schwert!*
Prostacycline (Prostaglandin I_2 – PGI_2) haben die wichtige und ausgeprägte Eigenschaft, antithrombotisch zu wirken.
Thromboxane wirken weitgehend vasokonstriktorisch und prothrombotisch.
Lipoxygenase-Weg – synthetisiert Leukotriene, Lipoxine, Resolvine und Protectine.
Leukotriene werden gebildet über den Lipoxygenase-Weg und sind typischerweise pro-inflammatorische Mediatoren. Die gemeinsamen Vorläufer der Leukotriene sind die Hydroperoxyeicosatetraensäuren (HPETEs).
Leukotrien B_4 (LTB_4) besitzt hauptsächlich eine immunmodulatorische Funktion.
Cysteinyl-Leukotriene (LTC_4, LTD_4, LTE_4) sind wichtige Mediatoren der Bronchokonstriktion und von allergischen Reaktionen wie **Asthma** und **Anaphylaxie.**
Lipoxine werden gebildet über den Lipoxygenase-Weg und sind typischerweise anti-inflammatorische Mediatoren.
Resolvine sind Verbindungen, die aus **Eicosapentaensäure (EPA)** abgeleitet sind und als potente anti-inflammatorische Moleküle wirken.
Protectine sind Verbindungen abgeleitet von **Docosahexaensäure (DHA)**; Immunmodulatoren.

Epoxine werden durch den Epoxygenase-Weg gebildet; wichtig für die Regulation des Blutflusses und des Gefäßtonus in der Niere und anderen Organen.

Isoprostane Phospholipide, die Arachidonsäure enthalten, können über einen natürlichen oxidativen Prozess, insbesondere während **oxidativem Stress**, peroxidiert werden. Wenn diese oxidierten Phospholipide, die Arachidonsäure enthalten, durch Phospholipase A_2 gespalten und über Cyclooxygenase modifiziert werden, entstehen **Isoprostane**. Während oxidativem Stress sind die Isoprostan-Spiegel im Blut erhöht. Diese Verbindungen scheinen eine Vielzahl von oxidativen Stressreaktionswegen zu aktivieren.

Anandamid (*N*-**Arachidonoylethanolamin**) wird durch **Phospholipasen** synthetisiert und ist an **Analgesie** und der **Wahrnehmung von angenehmen Gefühlen** beteiligt. Es ist ein **Endocannabinoid** und bindet daher an den CB1-Cannabinoid-Rezeptor. Cannabinoide von Marihuana (*Cannabis sativa*) scheinen die normalen Anandamid-Signalwege zu übernehmen.

Wesentliche Unterschiede zwischen den Klassen von Eicosanoiden

Warum ist es wichtig, dass verschiedene Fettsäurebausteine verschiedene Klassen von Eicosanoiden erzeugen können? Abhängig von der Anzahl der Doppelbindungen haben Eicosanoide sehr unterschiedliche Aktivitäten. Zum Beispiel ist die prothrombotische Aktivität von TXA_2 größer als die antithrombotische Aktivität von PGI_2. Wenn also Arachidonsäure der Haupt-Fettsäurebaustein für die Prostaglandinsynthese in der Zelle ist, besteht eine Tendenz zu einem prothrombotischen Zustand. Im Gegensatz dazu ist die prothrombotische Aktivität von TXA_3 viel geringer als die antithrombotische Aktivität von PGI_3. Wenn also Eicosapentaensäure (EPA) der Haupt-Fettsäurebaustein für die Prostaglandinsynthese ist, besteht eine Tendenz zu einem antithrombotischen Zustand. *Dies könnte der Hauptmechanismus sein, durch den Fischöle (bei denen Eicosapentaensäure und Docosahexaensäure die Hauptbestandteile sind) die Herz-Kreislauf-Gesundheit verbessern.* Wir beginnen erst jetzt, die funktionalen Unterschiede zwischen den verschiedenen Klassen von Eicosanoiden zu verstehen.

Zusätzlich erzeugen **Eicosapentaensäure (EPA)** und **Docosahexaensäure (DHA)** durch den Lipoxygenase-Weg Resolvine und Protectine. Dies sind die Haupt-ω-3-Komponenten von Fischölen, und jede kommerzielle Fischölzubereitung wird hauptsächlich diese beiden Fettsäuren enthalten.

Die Gefahren der COX-2-selektiven Hemmung (Die VIOXX-Geschichte) Die kardiovaskulären Risiken der COX-2-Hemmung scheinen hauptsächlich aus einem daraus resultierenden Ungleichgewicht zwischen *Prostacyclin-* und *Thromboxan*synthese zu resultieren. COX-2 initiiert spezifisch die Prostacyclinsynthese im vaskulären Endothel. Wenn COX-2 gehemmt wird, sinkt die Prostacyclinproduktion dramatisch. COX-2 scheint jedoch weniger wichtig in der Thromboxanproduktion zu sein. Daher kippt das Gleichgewicht zugunsten der Thrombose, was zu einem prothrombotischen Zustand und Vasokonstriktion führt. Der prothrombotische Zustand führt zu Thrombozytenaggregation und Endothelschädigung, während die Vasokonstriktion zu Bluthochdruck führen kann. Beides erhöht das Risiko für unerwünschte kardiovaskuläre Ereignisse erheblich. Die Referenz zu der Arbeit, die die Rolle von COX-2 bei der Prostacyclinsynthese zeigt, ist unten angegeben, zusammen mit dem Abstract der Arbeit.

Im Gegensatz dazu ist die Hauptwirkung von NSAIDs (nichtselektive COX-Blocker) die Hemmung von sowohl COX-1 als auch COX-2, wodurch die endgültige Umwandlung von Arachidonsäure in Prostaglandine, Prostacyclin und Thromboxan beeinträchtigt wird. Daher werden sowohl Thromboxane als auch Prostacycline gleichzeitig herunterreguliert.

Stoffwechselveränderungen beim Fasten

Die unmittelbare Energiequelle während der frühesten Fastenphasen ist Blutzucker. Diese Reserven werden bis zu etwa 12–18 h durch hepatische Glykogenreserven aufrechterhalten.

Nach etwa 12–18 h sind die hepatischen Glykogenreserven erschöpft. Zu diesem Zeitpunkt führt die Leber die Gluconeogenese aus. Insbesondere steigt die Fettsäureoxidation an, wodurch Acetyl-CoA erzeugt wird. Dies dient als Hauptquelle für ATP für die Gluconeogenese. Aminosäuren, die aus dem Muskelabbau stammen, dienen als Hauptsubstrate für die Gluconeogenese, wie später in der Zusammenfassung des Aminosäuremetabolismus beschrieben wird.

Ketogenese tritt in den ersten Fastentagen gleichzeitig mit der Gluconeogenese auf. Ein Teil des bei der Fettsäureoxidation erzeugten Acetyl-CoA wird im TCA-Zyklus metabolisiert, um ATP für die Gluconeogenese zu liefern, während der Rest zur Bildung von Ketonkörpern verwendet wird.

Mit der Zeit, wenn die Proteinreserven erschöpft sind, normalerweise innerhalb der ersten Fastenwoche, übertrifft die Ketogenese die Gluconeogenese als primärer Weg zur Energiebereitstellung. Allerdings wird etwas Glucose für eine ordnungsgemäße Gehirnfunktion benötigt, sodass auch ein basales Niveau der Gluconeogenese aufrechterhalten wird.

Cholesterin

Cholesterin (Cholesterol) ist ein multifunktionelles Lipid, das nicht nur eine wichtige Rolle bei der Regulierung der Steifigkeit der Plasmamembranen aller Zellen spielt, sondern auch als metabolischer Vorläufer für (1) Gallensäuren; (2) Steroidhormone einschließlich Mineralocorticoide, Glucocorticoide und Geschlechtshormone; und (3) Vitamin D dient. Die Struktur von Cholesterin ist in Abb. 2.18 dargestellt.

Cholesterinbiosynthese

Cholesterin stammt sowohl aus der Nahrung als auch aus der endogenen Synthese in der Leber. Die Leber scheidet täglich etwa 1,2 g Cholesterin in die Galle aus. Darüber hinaus enthält die durchschnittliche US-amerikanische Ernährung etwa 0,4 g Cholesterin pro Tag. Daher ist die Leber die Hauptquelle für Cholesterin im Darm!

Das allgemeine Schema der Cholesterinbiosynthese ist in Abb. 2.19 dargestellt. Acetyl-CoA ist der Hauptausgangsstoff für die Cholesterinbiosynthese. Sie kann in fünf Schritte unterteilt werden: (1) die Synthese von Mevalonat aus Acetyl-CoA; (2) die Umwandlung von Mevalonat in Dimethylallyldiphosphat (Dimethylallylpyrophosphat, DMAPP) und Isopentenyldi-

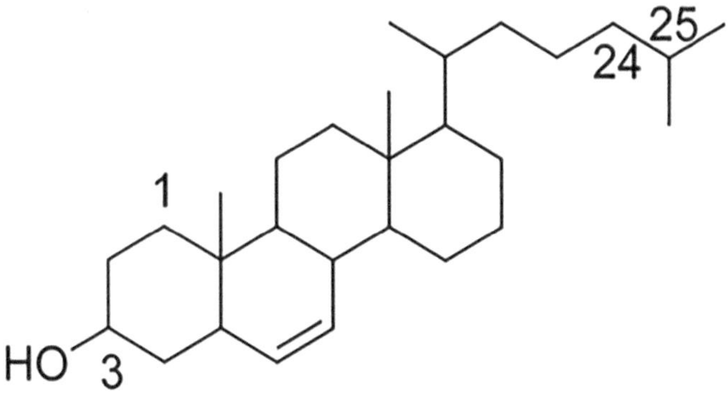

Abb. 2.18 Cholesterin

phosphat (Isopentenylpyrophosphat, IPP); (3) die Umwandlung von DMAPP und IPP in Squalen (eine Kette von 30 Kohlenstoffatomen); (4) die Cyclisierung von Squalen zur Herstellung eines Steroids aus 30 Kohlenstoffatomen, dem **Lanosterol**; (5) die Umwandlung von Lanosterol in Cholesterin (ein Steroid aus 27 Kohlenstoffatomen) durch die Entfernung von drei Kohlenstoffatomen. Die ersten vier Schritte finden im Zytosol statt, während der letzte Schritt im endoplasmatischen Retikulum vor sich geht. *Daher beruht die Cholesterinsynthese auch auf dem Citrat-Shuttle zur Produktion von zytosolischem Acetyl-CoA.*

Die erste Phase der Cholesterinsynthese ist die wichtigste in Bezug auf Regulation und pharmakologische Zielsetzung. Daher ist es lohnenswert, sie im Detail zu kennen, sie wird im Folgenden präsentiert. Der erste Schritt ist die Bildung von Acetoacetyl-CoA aus zwei Acetyl-CoA-Molekülen und wird durch **Thiolase** katalysiert. Der zweite Schritt ist die Bildung von 3-Hydroxy-3-methylglutaryl-CoA (HMG-CoA) aus Acetoacetyl-CoA und Acetyl-CoA. Dies wird durch **HMG-CoA-Synthase** katalysiert. Der letzte Schritt ist die Bildung von Mevalonat aus HMG-CoA. Dieser Schritt erfordert **NADPH** und wird durch *HMG-CoA-Reduktase* katalysiert.

Cholesterinbiosynthese

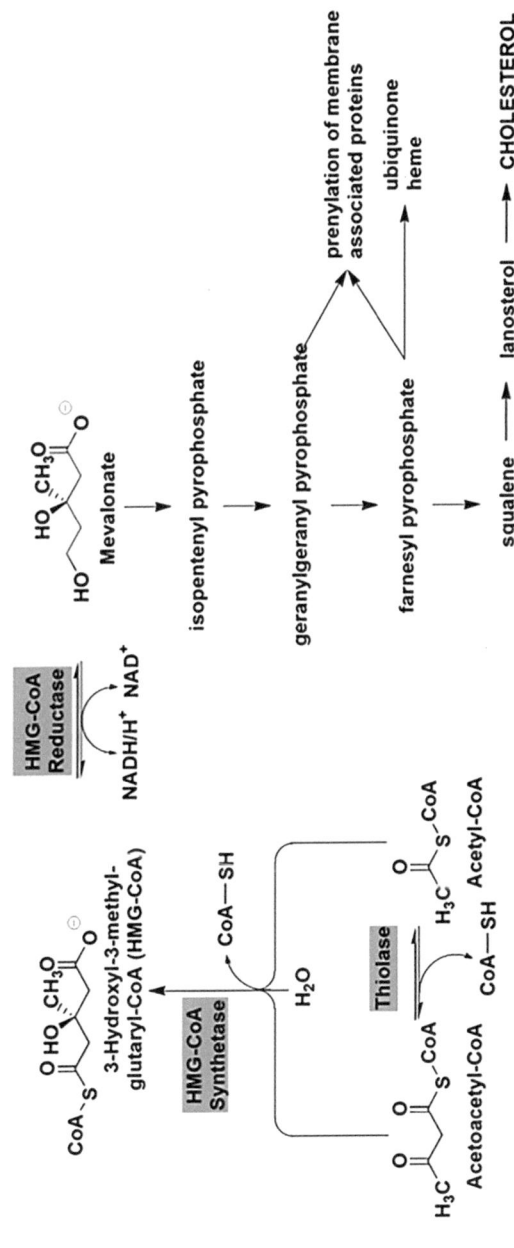

Abb. 2.19 Cholesterinbiosynthese

Regulation der HMG-CoA-Reduktase

Dies ist der am stärksten regulierte Schritt der Cholesterinsynthese. Auch hier gibt es einen hohen Grad an Produktinhibition. Cholesterin und Gallensäuren hemmen die Transkription der HMG-CoA-Reduktase. In Abwesenheit von Cholesterin und Gallensalzen transloziert Sterol-regulatorisches Element-Bindungsprotein (SREBP) in den Kern und aktiviert die Transkription der HMG-CoA-Reduktase. In Anwesenheit von Cholesterin und Gallensalzen wird SREBP daran gehindert, in den Kern zu translozieren, wodurch die Transkription der HMG-CoA-Reduktase reduziert wird.

Mevalonat kann das Enzym auch allosterisch hemmen. Insulin, Glukagon und andere Hormone haben ebenfalls wichtige regulatorische Rollen. Insulin und Schilddrüsenhormon erhöhen die Aktivität der HMG-CoA-Reduktase und stimulieren somit die Cholesterinsynthese, während Glukagon und Glucocorticoide die Aktivität der HMG-CoA-Reduktase hemmen und somit die Cholesterinsynthese hemmen. Diese werden im Folgenden dargestellt.

Die stark cholesterinsenkenden Medikamente, die *Statine*, sind HMG-CoA-Reduktase-Inhibitoren. Während Statine auch andere atheroprotektive Aktivitäten haben, einschließlich der Induktion der **Klf-2**-Expression, ist ihre Hauptbeitrag zur Cholesterinsenkung die Reduzierung der endogenen Cholesterinbiosynthese durch Hemmung von HMG-CoA-Reduktase.

Beachten Sie an dieser Stelle, dass Insulin und Glukagon den Kohlenhydratstoffwechsel, den Fettsäurestoffwechsel und den Cholesterinstoffwechsel regulieren. Es sollte nun offensichtlich werden, dass diese Hormone gemeinsam den Stoffwechsel in Reaktion auf den allgemeinen Ernährungszustand des Körpers (Nahrungsaufnahme vs. Fasten) und alle Stoffwechselprozesse regulieren. Daher sind Krankheiten wie <u>Diabetes mellitus</u> wirklich <u>pan-metabolische Krankheiten</u>, nicht nur Krankheiten des Kohlenhydratstoffwechsels!

Von den anderen Schritte ist so viel im Detail wissenswert, wie ich in Abb. 2.19 gegeben habe, obwohl es in der weiteren Literatur noch viel mehr für diejenigen gibt, die sich dafür interessieren.

Lipidtransport

Lipide sind im Blutserum unlöslich oder gering löslich und benötigen daher hochentwickelte Transportmechanismen, die ihre Abscheidung in den Blutgefäßen verhindern. Das Lipoproteinsystem transportiert Triglyceride und Cholesterin durch den gesamten Körper, damit sie durch die Gewebe genutzt und/oder gespeichert werden. Wir können Lipoproteinwege in solche unterteilen, die hauptsächlich am Transport von Triglyceriden beteiligt sind, und solche, die am Cholesterintransport beteiligt sind, obwohl dies eine äußerst unvollkommene Unterteilung ist.

Lipoproteine haben klassischerweise zwei Komponenten:

- Hydrophile Hülle: Apolipoproteine, Phospholipide, unverestertes Cholesterin
- Hydrophober Kern: Triacylglycerin und Cholesterinester

ApolipoproteineLDL: Zusammenfassung

AI – aktiviert LCAT
B-48 – katalysiert die Bildung von Chylomikronen
B-100 – katalysiert die Bildung von VLDL-Partikeln
CII – aktiviert das Enzym Lipoprotein-Lipase
E – induziert die Lipoproteinaufnahme durch die Leber

Chylomikronen

Chylomikronen sind das erste System, das wichtig ist für den Transport von im Darm aufgenommenen langkettigen Fettsäuren und Cholesterin. Mittelkettige Fettsäuren sind im Allgemeinen löslich und gelangen direkt ins Pfortaderblut, um in der Leber metabolisiert zu werden. Cholesterin wird durch einen Kanal namens **NPC1L1** in die Enterozyten aufgenommen. Dieses Cholesterin wird dann weitgehend durch **Acyl-CoA:Cholesterin-Acyltransferase (ACAT) zu Cholesterinestern** verestert. Langkettige Fettsäuren werden im Allgemeinen in ihrer **ungeladenen** Form direkt durch die Plasmamembran aufgenommen. In den Darmepithelzellen (Enterozyten) werden diese Fettsäuren dann durch **Diacylglycerin-Acyltransferase (DGAT)** wieder in Triglyceride umgewandelt.

In den Enterozyten wird das ApoB-Gen transkribiert. Die mRNA für ApoB wird dann von **ApoB Editing Complex 1 (APOBEC1)** bearbeitet, einem Protein, das ein Glutamat-Codon in ein Stop-Codon umwandelt. Dies führt zur Synthese von **ApoB-48** in Enterozyten, einem Protein, das **48 %** der Länge des vollständigen Proteins besitzt. Im **endoplasmatischen Retikulum** wird ApoB-48 durch **mikrosomales Transferprotein translipidiert**, das im Grunde Triglyceride und Cholesterin an ApoB-48 anfügt. So werden **Chylomikronen** gebildet. Chylomikronen werden aus der basolateralen Membran der Enterozyten in die interstitielle Flüssigkeit abgesondert. Sie sind zu groß, um in die Kapillaren einzudringen, und werden stattdessen von **Lymphgefäßen** aufgenommen und durch den **Ductus thoracicus** ins Blut abgegeben (jetzt wissen Sie, woher die **Cisterna chyli** ihren Namen hat).

Sind sie einmal im Blut, besteht die Hauptfunktion der Chylomikronen darin, Triglyceride zu den Geweben zu bringen. Dieser Prozess ist in Abb. 2.20 dargestellt. Zu diesem Zeitpunkt sind die Chylomikronen noch inaktiv. Sie müssen durch Aufnahme eines Moleküls **ApoCII** von zirkulierenden HDL-Partikeln, die als Reservoirs für dieses Apolipoprotein dienen, **aktiviert** werden. Sobald sie ApoCII aufgenommen haben, sind die Chylomikronen aktiviert und können ihre Lipide an das Gewebe abgeben.

Muskel- und Fettgewebe produzieren ein Protein namens **Lipoprotein-Lipase (LPL)**. Sie sezernieren dieses Protein, das an Glykoproteine auf Endothelzellen bindet. Daher verfügen

Chylomikronen

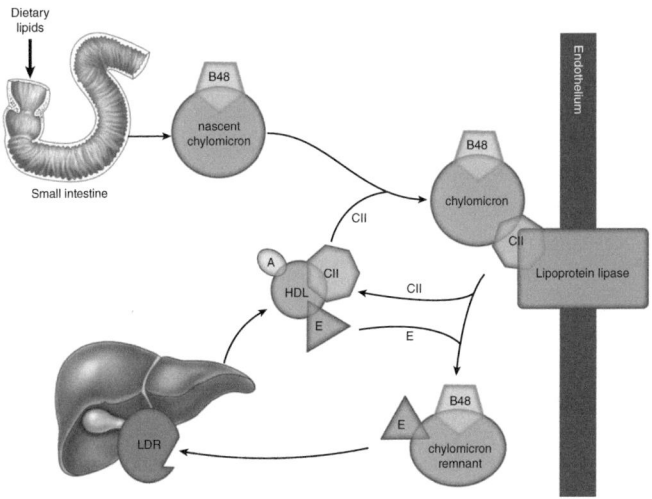

Abb. 2.20 Der Chylomikronenzyklus

Endothelzellen, die die Kapillaren in Muskel- und Fettgewebe auskleiden, selektiv über dieses Protein. LPL hydrolysiert Triglyceride im Kern der Chylomikronen, um freie Fettsäuren zu produzieren. Diese freien Fettsäuren werden dann direkt durch die Plasmamembranen der lokalen Zellen aufgenommen. Die Chylomikronen schrumpfen, während ihre Fettsäuren langsam entfernt werden. Die Chylomikronen interagieren dann erneut mit HDL, sie tauschen jetzt **ApoCII** aus gegen **ApoE**, wodurch sie zu **Chylomikronenresten** werden.

Chylomikronenreste sind wichtig im Prozess des **reversen Cholesterintransports**, der im Folgenden beschrieben wird. ApoE bindet an den **LDL-Rezeptor** oder das **LDL-Rezeptor-verwandte Protein (LRP)**, und diese Partikel werden dann von der Leber endozytiert, wodurch der Lebenszyklus des Chylomikrons abgeschlossen wird.

Zusammenfassung zu Chylomikronen

- Am wenigsten dichte Lipoproteine
- Gebildet im glatten ER der Darmmukosa und in die Lymphbahnen abgesondert, um Nahrungslipide zu transportieren
- Triacylglycerin in den Chylomikronen wird durch Lipoprotein-Lipase in den Gefäßen von Herz, Skelettmuskel und Fettgewebe hydrolysiert.
- ApoB48 ist kommt nur in Chylomikronen vor.
- ApoCII aktiviert Lipoprotein-Lipase und führt zur Freisetzung von Fettsäuren für das Herz, Skelettmuskel und die Milchdrüsen.
- ApoE ermöglicht den Abbau von Chylomikronenresten durch die Leber.

VLDL, IDL und LDL

Wie Sie sich erinnern, gibt es zwei Quellen für Cholesterin und Triglyceride – die Aufnahme durch die Nahrung und die Synthese in der Leber. Daher gibt es zwei Lieferwege. Während Chylomikronen das Transportsystem für Lipide sind, die über die Ernährung aufgenommen werden, ist das **VLDL**-System zuständig für den systemischen Transport von Lipiden, die von der Leber synthetisiert werden. Die Wege für die beiden Systeme sind bemerkenswert ähnlich, aber in einigen sehr kritischen Punkten unterschiedlich! Der Großteil des Cholesterins im Körper wird von der Leber synthetisiert – das überwiegt bei Weitem die Menge an Cholesterin, die über die Ernährung aufgenommen wird!

Die Hepatozyten der Leber verfügen nicht über die APOBEC1-Editiermaschinerie der Enterozyten und synthetisieren daher **ApoB-100**, das vollständige ApoB-Protein. Dieses wird in der Leber durch MTP translipidiert, es entsteht VLDL. Die Leber sezerniert dann VLDL-Partikel in das Blut zum peripheren Transport von Triglyceriden (TG). Dies könnte sich als ein System entwickelt haben, das eine ausreichende periphere Lieferung von Fettsäuren gewährleistet, wenn die Aufnahme über die Nahrung unzureichend ist.

Einmal in der Peripherie, muss VLDL genau wie Chylomikronen aktiviert werden. Dieser Prozess ist in Abb. 2.21 dargestellt. VLDL-Partikel erhalten von HDL-Partikeln ApoCII, danach können sie von peripherem LPL metabolisiert werden. Schließlich werden, wenn diese Partikel schrumpfen, etwa 50 % von ihnen ApoCII austauschen und dafür ApoE von HDL erhalten, wodurch sie zu **VLDL-Resten** werden. Diese VLDL nehmen auch am **reversen Cholesterintransport** teil, und schließlich werden 50 % von ihnen durch den LDL-Rezeptor aufgenommen und von der Leber genau wie Chylomikronen metabolisiert.

Jedoch werden die restlichen 50 % VLDL nicht von der Leber aufgenommen. Stattdessen werden sie weiter von LPL metabolisiert und werden zu **Intermediate-Density-Lipoproteinen (IDL)**. Ein Teil der IDL-Partikel wird dann durch den LDL-Rezeptor aufgenommen, der das ApoE auf IDL bindet, und wird somit genau wie VLDL-Reste und Chylomikronenreste metabolisiert.

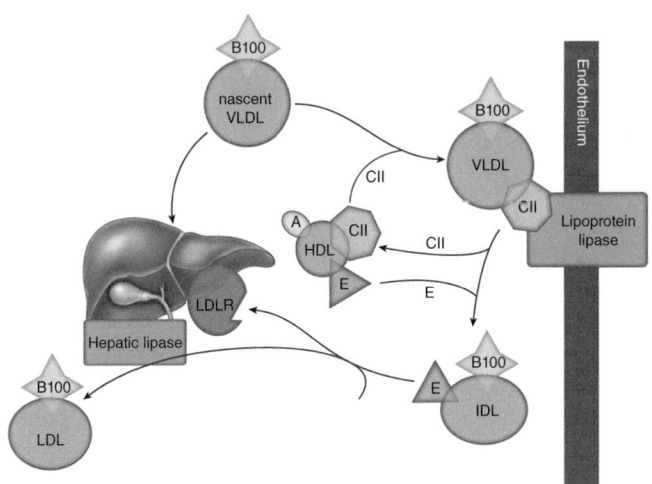

Abb. 2.21 Der VLDL-Zyklus

Der verbleibende Teil der IDL wird durch **hepatische Lipase** zu **Low-Density-Lipoproteinen (LDL)** metabolisiert. Wichtig ist, dass LDL-Partikel ihre Affinität für ApoE verlieren und es an HDL-Partikel abgeben. *Daher haben LDL-Partikel kein ApoE und deswegen binden sie nicht gut an den LDL-Rezeptor! Dies ist ein sehr wichtiger Punkt – LDL-Partikel binden nicht gut an den LDL-Rezeptor!!!* Deshalb können sie nicht mit großer Effizienz von der Leber aufgenommen werden. Schwache Wechselwirkungen von ApoB-100 mit dem LDL-Rezeptor ermöglichen seinen Abbau nach einer verlängerten Zirkulationszeit.

LDL ist also (1) sehr reich an Cholesterin, weil die meisten Fettsäuren durch die Lipasen entfernt wurden, und (2) kann nicht effizient aus dem Blut entfernt werden. Daher schweben diese cholesterinreichen Partikel für längere Zeit im Blut und können währenddessen oxidiert, glykosyliert oder anderweitig verändert werden. Dieses modifizierte LDL bindet **Scavenger-Rezeptoren** auf Makrophagen in den Blutgefäßen und wird dann internalisiert. Diese Makrophagen werden zu **Schaumzellen**, wenn sie weiterhin modifizierte LDL-Partikel aufnehmen. Die Schaumzellen sezernieren eine Vielzahl von Zytokinen und Chemokinen, die eine lokale Entzündung verursachen und somit zur **Atherogenese** und **Atherosklerose** beitragen.

VLDL: Zusammenfassung

- Hergestellt in der Leber zum Transport von TG und Cholesterin
- Stärker angereichert mit Cholesterin als Chylomikronen
- Werden auch durch Lipoprotein-Lipase metabolisiert, es entstehen IDL-Reste

LDL: Zusammenfassung

- Entstehen aus VLDL und IDL durch weitere Aktivität der hepatischen Lipase
- Enthalten erhöhten Anteil von Cholesterinestern im Kern
- Transportieren Cholesterin zu extrahepatischem Gewebe
- Behalten nur ApoB-100 – interagieren mit dem LDL-Rezeptor im Gewebe für die Endozytose

HDL und reverser Transport von Cholesterin

HDL hat zwei Hauptfunktionen: (1) als Apolipoprotein-Reservoir, das die austauschbaren Apolipoproteine ApoCII, ApoE und andere enthält; und (2) um überschüssiges Cholesterin von der Peripherie zur Ausscheidung zurück zur Leber zu transportieren. Dieser zweite Prozess wird als **reverser Transport von Cholesterin** bezeichnet und ist in Abb. 2.21 dargestellt.

Bei der Bildung von HDL ist der erste Schritt die Sekretion von **ApoAI**. Dieses Apolipoprotein wird dann durch **ABCA1**, ein Protein, das in den Sinusoiden der Leber lokalisiert ist, translipidiert. Dadurch wird das **HDL-Partikel** gebildet. Dieses Partikel wird dann zu reifem HDL. HDL nimmt Cholesterin von peripheren Geweben auf, das sich auf seiner Oberfläche ansammelt. ApoAI aktiviert **Lecithin:Cholesterin-Acyltransferase (LCAT)**, welche dieses Cholesterin verestert, sodass Cholesterin sich nicht auf der Oberfläche von HDL ansammelt. Dies erzeugt im Wesentlichen einen Reaktionsfluss, der es ermöglicht, dass mehr Cholesterin auf der Oberfläche des HDL-Partikels hinzugefügt werden kann.

Somit sammelt das HDL-Partikel Cholesterin hauptsächlich in Form von **Cholesterinestern** an. Hier kommen **Chylomikronenreste** und **VLDL-Reste** ins Spiel. Denken Sie daran, dass diese Partikel zurück zur Leber reisen, um von Hepatozyten aufgenommen zu werden. **Cholesterinester-Transferprotein (CETP)** überträgt diese Cholesterinester von HDL zu den Restpartikeln.

Zwei wichtige Punkte über CETP: (1) Durch die Übertragung von Cholesterinestern von HDL auf Reste reduziert es das HDL-Cholesterin (das heißt, es reduziert die Gesamtmenge des Blutcholesterins, das in Form von HDL vorliegt). (2) Durch die Entfernung von Cholesterinestern aus HDL verlängert es die Lebensdauer des HDL-Partikels, sodass es mehr Cholesterin aus peripheren Geweben aufnehmen kann. CETP verlängert so tatsächlich die nutzbare Lebensdauer des HDL-Partikels, indem es ermöglicht, dass Cholesterin mit Partikeln zurücktransportiert wird, die sowieso metabolisiert werden. *Was bedeutet das für CETP-Inhibitoren?*

Sobald das HDL-Partikel auf eine kritische Größe angewachsen ist, bindet es an **hepatische Scavenger-Rezeptoren** und wird von der Leber aufgenommen, um metabolisiert zu werden, wodurch der Zyklus des reversen Transports von Cholesterin abgeschlossen wird.

HDL: Zusammenfassung

- Synthetisiert von der Leber
- Ungefähr 50 % Protein
- Kernregion relativ leer, wenn sie von der Leber ausgeschieden werden
- Dienen als zirkulierendes Reservoir für Apolipoproteine
- Transportieren Cholesterin von extrahepatischem Gewebe zur Leber
- Lecithin:Cholesterin-Acyltransferase (LCAT) ist ein Plasmaenzym, das HDL-Cholesterin verestert

Andere bemerkenswerte Lipoproteine

Diese bedeuten ein signifikantes kardiovaskuläres Risiko, obwohl ihre genauen Funktionen noch unklar sind.
Lipoprotein (a) oder **Lp(a)** – ausgesprochen LP-kleines-a.
Lipoprotein X.

Defekte des Lipidtransports

Sowohl Hyperapolipoproteinämien als auch Hypolipoproteinämien verursachen Krankheiten beim Menschen, wie Tab.2.4 zeigt.

Lipidsenkende Medikamente

Statine (Atorvastatin, Simvastatin, Rosuvastatin, Lovastatin, Pravastatin) sind **kompetitive Hemmstoffe** der **HMG-CoA-Reduktase**, dem geschwindigkeitsbestimmenden Enzym der Cholesterinsynthese. Dies reduziert letztendlich die Produktion von Cholesterin in der Leber. Die Leber „erkennt" aufgrund der verringerten Produktion einen niedrigen Cholesterinspiegel, und es kommt zu einer kompensatorischen Zunahme des LDL-Rezeptor-Transports an die Leberoberfläche. Dies führt zu einer erhöhten Aufnahme von VLDL, IDL und LDL und zu einer verringerten Menge an zirkulierenden LDL. *Der Schlüssel zum Verständnis ist hier also, dass Statine die LDL-Aufnahme durch die Leber erhöhen, indem sie die endogene hepatische Cholesterinsynthese verringern.* Dies ist der Hauptmechanismus, durch den Statine wirken. Statine zielen auch auf Klf-2 ab, das ein weiteres atheroprotektives Ziel sein könnte.

Gallensäureharze (Cholestyramin, Colesevelam, Colestipol) **blockieren den enterohepatischen Kreislauf**, indem sie Gallensäuren im Darm binden. Dies erhöht den Stoffwechsel von Cholesterin zu Gallensäuren in der Leber und reduziert somit den Gesamtcholesterinspiegel. Die Harze reduzieren hauptsächlich den LDL-Spiegel, haben jedoch wenig bis keinen Einfluss auf den HDL-Spiegel.

Fibrate (Gemfibrozil, Clofibrat) **aktivieren PPARα**, was zu einer erhöhten Expression der Lipoprotein-Lipase führt. Dies steigert wiederum die Entfernung von Triacylglycerin aus dem Blutkreislauf. Wie genau dies den Cholesterinspiegel senkt, ist noch unklar, obwohl, wie wir diskutiert haben, zirkulierende Fette, insbesondere gesättigte Fette, potente Effekte auf die Erhöhung des Serumcholesterinspiegels haben.

Tab. 2.4 Häufige (und häufig getestete) Störungen des Lipidtransports

Krankheit	Defekt	Lipidprofil	Wichtige Merkmale
Familiäre Hypercholesterinämie (Typ IIa)	LDL-Rezeptor-Defizienz	Heterozygote: LDL ~300	Achillessehnen-Xanthome
		Homozygote können LDL >900 haben	Vorzeitige Arteriosklerose
			Xanthelasma palpebrarum
Familiäre defekte ApoB	ApoB-Genmutation, die zu einer defekten Bindung von ApoB-100 an den LDL-Rezeptor führt	LDL erhöht	Ähnliche Merkmale wie bei familiärer Hypercholesterinämie
Chylomikronämie (Typ I Hyperlipoproteinämie)	Lipoprotein-Lipase-Defizienz	Triglyceride erhöht	Subkutane Xanthome
			Erhöhtes Risiko für Pankreatitis
LCAT-Defizienz	LCAT-Defizienz	HDL verringert	Cornea-Trübung
			Hämolytische Anämie
Tangier-Krankheit	ABCA1-Defizienz	HDL deutlich verringert	Tonsilläres Xanthelasma (gelbe Mandeln)
		Triglyceride erhöht	Hepatosplenomegalie
			Neuropathie

(Fortsetzung)

Tab. 2.4 (Fortsetzung)

Krankheit	Defekt	Lipidprofil	Wichtige Merkmale
CETP-Mangel	CETP-Mangel	HDL erhöht	Jugendliche Hornhauttrübungen Lipomatose (mehrere Lipome)
Familiäre kombinierte Hyperlipidämie	Unbestimmtes Gen (möglicherweise ApoCII); autosomal dominant	LDL, Triglyceride erhöht HDL verringert	Vorzeitige Arteriosklerose
Polygene Hypercholesterinämie	Unbestimmte Defekte	Gesamtcholesterin, LDL erhöht	Vorzeitige Arteriosklerose
Familiäre Hypertriglyceridämie	Unbestimmter Defekt	Triglyceride, VLDL erhöht	Erhöhtes Risiko für Pankreatitis
Polygenes niedriges HDL	Unbestimmter Defekt	HDL niedrig	Vorzeitige Arteriosklerose
	Assoziiert mit mangelnder Bewegung, Diabetes mellitus und kohlenhydratreicher Ernährung		

Sehr hohe Dosen Niacin (1500–3000 mg/Tag) senken LDL durch Hemmung der VLDL-Produktion und erhöhen gleichzeitig HDL, möglicherweise durch Verlängerung der Halbwertszeit von ApoAI. Dies ist das einzige vorhandene Medikament, das HDL in nennenswertem Umfang erhöht.

Cholesterinresorptionshemmer (Ezetimib) blockieren die Cholesterinaufnahme im Darm durch den NPC1-L1-Kanal in Enterozyten, wodurch die Ausscheidung von Cholesterin im Stuhl erhöht wird.

CETP-Hemmer (Torcetrapib) wurden ausprobiert, weil CETP-Mangel zu erhöhtem HDL führt, wie in Tab. 2.4 zusammengefasst. Sie erhöhten jedoch tatsächlich die Sterblichkeit und wurden aufgegeben. Theoretisch haben sie zwar den Gesamtcholesteringehalt im HDL erhöht, aber tatsächlich den gesamten Prozess des reversen Cholesterintransports gehemmt!

Klinische Aspekte der Cholesterinhomöostase

Atherosklerose ist das primäre Ergebnis der Akkumulation von oxidiertem Cholesterin innerhalb der vaskulären **Tunica intima**. Dies wird normalerweise durch gestörten **LDL**-Stoffwechsel verursacht, und das **LDL:HDL-Verhältnis** ist ein guter klinischer Vorhersageparameter für das kardiovaskuläre Risiko.

Ein Modell der Atherogenese

1. Überschüssiges LDL im Blutkreislauf bildet Konzentrationsgradienten → beginnt sich in der Tunica intima der Arterienwand anzusammeln.
2. LDL wird innerhalb der Tunica intima modifiziert (oxidiert, etc.), aber der Prozess ist noch unklar – ungeklärt ist, ob Ursache oder Wirkung.
3. Modifiziertes LDL ist chemotaktisch für Monozyten/Makrophagen.

4. Modifiziertes LDL wird durch konstitutiv exprimierte Scavenger-Rezeptoren in Makrophagen aufgenommen → Schaumzellen.
5. Der Ausfluss von Lipiden aus Schaumzellen kann durch die Expression von ABC-Transportern kontrolliert werden.
6. Glattmuskelproliferation und „Entzündung" aufgrund von Schaumzellen und endothelialer Signalgebung → atherosklerotische Plaque.

Nahrungseinflüsse Eine erhöhte Aufnahme von mehrfach ungesättigten Fettsäuren und einfach ungesättigten Fettsäuren und eine reduzierte Aufnahme von gesättigten Fettsäuren und Transfettsäuren scheint das **LDL:HDL-Verhältnis** zu reduzieren und zu einem verringerten kardiovaskulären Risiko zu führen.

Einflüsse des Lebensstils Rauchen, Fettleibigkeit und Bluthochdruck scheinen im Allgemeinen den Serumcholesterinspiegel zu erhöhen, während Bewegung und Gewichtsverlust diese Werte möglicherweise reduzieren.

Cholesterinstoffwechsel

Cholesterin wird in eine Anzahl von Metaboliten umgewandelt, einschließlich Gallensäuren, Steroidhormone und Vitamin D.

Gallensäuren

Gallensäuren sind Emulgatoren, die bei der Aufnahme von Fetten im Darm helfen und aus Cholesterin durch Hydroxylierung synthetisiert werden. Wichtig ist, dass Cholesterin, sobald es in Gallensäuren umgewandelt wurde, nicht regeneriert werden kann. Das Schlüsselenzym in diesem Prozess ist **7α-Hydroxylase**, sie katalysiert den geschwindigkeitsbestimmenden Schritt bei der Bildung von Gallensäuren. Dieser Prozess beruht auf **NADPH**, **Vitamin C** und **molekularem O_2**. Einmal gebildet, werden Gallensäuren in der Galle freigesetzt, um

Nahrungslipide zu emulgieren. Gallensäuren werden dann im Ileum reabsorbiert und in einem Prozess, der enterohepatischer Kreislauf genannt wird, recycelt. Dies reduziert die Notwendigkeit einer ständigen hepatischen Synthese von Gallensäuren.

Steroide

Ein **Hormon** ist eine Substanz, die ihre Wirkung an einem Ort ausübt, der von ihrer Synthese entfernt liegt. Steroidhormone sind per Definition Lipide und überqueren daher leicht die Zellmembran. Die Hauptwirkung von Steroidhormonen besteht darin, die Expression spezifischer Gene zu induzieren oder zu unterdrücken, was wiederum die Zellfunktion verändert. Sobald Steroide die Zellmembran überqueren, binden sie an Proteinrezeptoren im Zytosol und aktivieren diese Rezeptoren. Steroidgebundene aktivierte Rezeptoren translozieren dann zum Zellkern, wo sie an die DNA binden und die Genexpression verändern.

Steroidhormone werden hauptsächlich in der Nebennierenrinde synthetisiert, obwohl die Eierstöcke wichtige Quellen für Östrogene und Progesteron und die Hoden wichtige Quellen für Testosteron sind. Die Nebenniere ist in drei Zonen unterteilt, die Zona glomerulosa, die Zona fasciculata und die Zona reticularis, die jeweils von der Oberfläche der Rinde bis zum Zentrum geschichtet sind. Der Kern der Nebenniere ist das Mark, das an der Synthese von Katecholaminen beteiligt ist. Dies wird in Kap. 3 behandelt.

Die Zona glomerulosa ist verantwortlich für die Synthese von Aldosteron, einem Mineralocorticoid, das an der Natrium- und Wasserhomöostase beteiligt ist und hauptsächlich auf die Niere wirkt. Die Zona fasciculata ist verantwortlich für die Synthese von Cortisol, einem Glucocorticoid, das für die Regulation von Stressreaktionen verantwortlich ist, einschließlich der Erhöhung der Blutzuckerkonzentrationen und der Modulation der Immunantwort. Die Zona reticularis ist verantwortlich für die Synthese von Nebennierenandrogenen. Während die Funktionen dieser Hormone allgemein in der endokrinen Pathophysiologie gelehrt werden, wird die Synthese dieser Hormone in Abb. 2.22 schematisiert.

Alle Nebennierenrindenenzyme gehören zur Familie der P450-Cytochrom-Oxidase-Enzyme und haben auch entsprechende P450-Klassifikationsnamen. Desmolase wird als das geschwindigkeitsbegrenzende Enzym der Steroidsynthese betrachtet.

Kongenitale Nebennierenhyperplasie

Enzymdefekte können die Unfähigkeit zur Produktion bestimmter Hormone und die Anhäufung von Vorläufermolekülen oder Umleitung zu anderen Stoffwechselwegen verursachen. Die Nebenniere wird überstimuliert und hypertrophiert, weil der normale negative Rückkopplungszyklus fehlt. Es gibt mehrere Formen:

Kongenitale lipoide Nebennierenhyperplasie – resultiert aus der Unfähigkeit, Cholesterin zu metabolisieren, hervorgerufen durch **Desmolase-Mangel**. Die Nebennieren füllen sich mit Cholesterintröpfchen, daher der Name lipoide CAH. Es besteht ein schwerer Mangel an allen Steroidhormonen, und Männer sind stark **untervirilisiert**, in den meisten Fällen werden sie als unfruchtbare Frauen aufgezogen. Es besteht auch ein ausgeprägter **Salzverlust** aufgrund des Mangels an Mineralocorticoiden.

3β-Hydroxysteroid-Dehydrogenase-Mangel – resultiert, wie durch den oben genannten Stoffwechselweg erwartet, ebenfalls in einem schweren Mangel an allen Steroidhormonen. Die Symptome sind im Wesentlichen identisch mit denen der lipoiden CAH.

17α-Hydroxylase-Mangel – Unfähigkeit zur Produktion der Glucocorticoide und Geschlechtshormone bewirkt einen Shunt in den Mineralocorticoidweg, was zu **Salzretention** führt, die **Hypertonie** verursacht (wie Sie in Kursen zur renalen Pathophysiologie lernen). Wiederum sind Männer stark **untervirilisiert**.

21-Hydroxylase-Mangel – Unfähigkeit zur Produktion von Glucocorticoiden oder Mineralocorticoiden resultiert in **Salzver-**

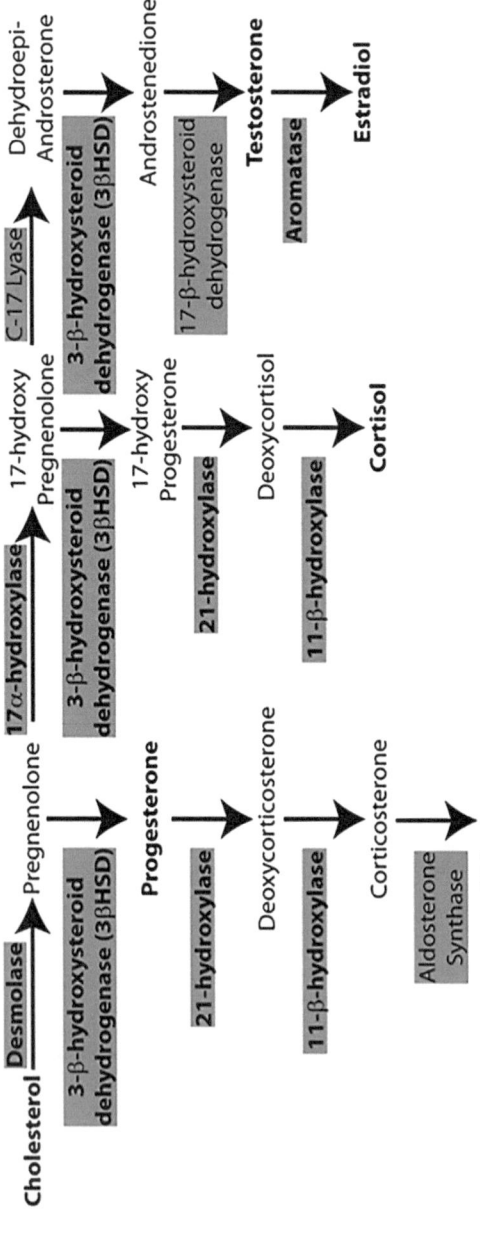

Abb. 2.22 Enzyme, die an der Synthese von Steroidhormonen beteiligt sind

lust. Die Verlagerung in den Syntheseweg der Geschlechtshormone führt zur Überproduktion von Nebennierenandrogenen, was bei Frauen **Virilisierung** verursacht.
11β-Hydroxylase-Mangel – wie bei 21-Hydroxylase-Mangel ist die **Virilisierung** bei Frauen das häufigste Symptom.

Androgene

Testosteron wird in Leydig-Zellen der Hoden in einem Prozess synthetisiert, der dem der Synthese der Nebennierensteroide ähnlich ist. Dihydroxytestosteron (DHT), ein stärkeres Androgen, wird aus Testosteron durch 5alpha-Reduktase, ein Enzym, das in peripheren Geweben gefunden wird, produziert.

Weibliche Geschlechtshormone

Progesteron wird vom Corpus luteum innerhalb des Eierstocks und der Plazenta produziert. *Estradiol* wird aus Testosteron umgewandelt durch das Enzym Aromatase, das in den Granulosazellen des Eierstocks gefunden wird. Testosteron wird wiederum von den Thekazellen des Eierstocks produziert.

Vitamin D

Die Vitamin-D-Biosynthese umfasst vier verschiedene Schritte, die in Abb. 2.23 dargestellt sind. (1) Die Leber wandelt Cholesterin in 7-Dehydrocholesterin um. (2) Dann katalysiert die ultraviolette Strahlung, die auf die **Haut** trifft, eine elektrocyclische Ringöffnung zur Produktion von Prä-Vitamin D_3. Dieses wird spontan bei Körpertemperatur zu Vitamin D_3 (**Ergocalciferol**) isomerisiert. (3) Vitamin D_3 wird in der **Leber** durch **25-Hydroxylase** zu 25-Hydroxyvitamin D_3 umgewandelt. (4) 25-Hydroxyvitamin D_3 wird dann in der **Niere** durch **1-α-Hydroxylase** zu **1,25-Dihydroxyvitamin D_3** (**Calcitriol**),der aktiven Form von Vitamin D, umgewandelt. Vitamin D_2 (**Ergocalciferol**) kann

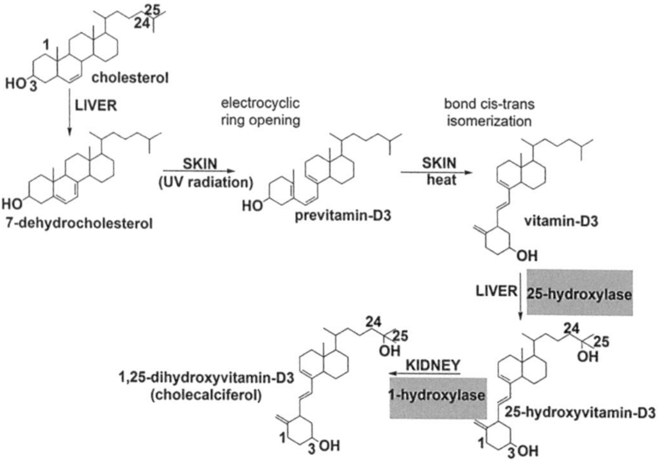

Abb. 2.23 Vitamin-D-Synthese

aus der Nahrung von Pflanzenquellen gewonnen und ebenso in der Leber zu 25-Hydroxyvitamin D_2 und dann in der Niere zu 1,25-Dihydroxyvitamin D_2 umgewandelt werden.

Ein Vitamin-D-Mangel führt bei Kindern zu Rachitis und bei Erwachsenen zu Osteomalazie. Beide Krankheiten sind gekennzeichnet durch eine fortgesetzte Bildung der knöchernen Kollagenmatrix, aber eine unzureichende Mineralisierung, die letztendlich zu weichen Knochen führt. Hauptursachen für einen Vitamin-D-Mangel sind ein Nährstoffmangel (extrem häufig in den USA – bis zu 80–90 % der Bevölkerung derzeit) und eine verminderte Sonnenexposition. Mangel an Cortisol, der aktiven Form, kann aus Nierenversagen resultieren.

Wichtige Krankheiten des Lipidstoffwechsels

Wichtige Stoffwechselkrankheiten

Atherosklerose LDL-Ansammlung in Makrophagen innerhalb der Blutgefäßwände führt zur Bildung von atherosklerotischen

Plaques, die den Blutfluss durch (1) Verengung des Flusses, (2) akute thrombotische Okklusion und (3) distale Embolisation mit Okklusion beeinträchtigen, was zu einer Hypoperfusion des Endorgans führt und Myokardinfarkte und Schlaganfälle verursacht. **Diabetische Ketoazidose:** Ein absoluter Insulinmangel führt zur ungebremsten Oxidation von Fettsäuren in der Leber und zur Produktion von Ketonen, was eine Azidose verursacht. Gleichzeitig führt die ungebremste Gluconeogenese zu Hyperglykämie. Dies ist im Grunde das Gegenteil des Zustands der hypoketotischen Hypoglykämie durch Fasten.

Defekte des Lipidtransports (Tab. 2.4)

Einige wichtige Enzymdefekte des Lipidstoffwechsels

Hypoketotische Hypoglykämie durch Fasten (Carnitinmangel, Carnitin-Palmitoyltransferase-I-Mutationen, Mangel an mittelkettiger Acyl-CoA-Dehydrogenase (MCAD)) – Unfähigkeit zur Produktion von Ketonkörpern in hypoglykämischen Zuständen Propionsäureämie – führt zu Hyperammonämie und Enzephalopathie.

Methylmalonazidämie – führt zu Hyperammonämie und Enzephalopathie. X-gebundene Adrenoleukodystrophie – führt zu fortschreitender Hirnschädigung und Nebennierenfunktionsstörungen. Zellweger-Syndrom – führt zu Leberversagen, geistiger Behinderung und Anfällen.

Die Sphingolipidosen (Tab. 2.1).

Die angeborenen Nebennierenhyperplasien.

Aminosäurestoffwechsel 3

Biologisch wichtige Aminosäuren

Alle natürlichen Aminosäuren (außer Glycin, das achiral ist) sind L-**Aminosäuren** (sie drehen polarisiertes Licht gegen den Uhrzeigersinn). Sie haben alle die gleiche relative stereochemische Konfiguration (wie in Abb. 3.1 gezeigt) am zentralen Kohlenstoffatom, dem α-Kohlenstoffatom. Aminosäuren existieren bei physiologischem pH-Wert als **Zwitter-Ionen** (doppelt geladene neutrale Spezies). Dies liegt daran, dass die Carbonsäurefunktion einen pK_a-Wert hat, der kleiner ist als der physiologische pH-Wert, und das **protonierte Amin** einen pK_a-Wert hat, der größer ist als der physiologische pH-Wert.

Es gibt 20 Hauptaminosäuren, die vom menschlichen Stoffwechsel verwendet werden. Diese 20 Aminosäuren können weiter klassifiziert werden als ernährungsphysiologisch essenzielle oder ernährungsphysiologisch nicht essenzielle Aminosäuren. **Die ernährungsphysiologisch essenziellen Aminosäuren** sind Aminosäuren, die die Leber nicht synthetisieren kann und die der Mensch daher aus seiner Ernährung beziehen muss. Dazu gehören Histidin (H), Isoleucin (I), Leucin (L), Lysin (K), Methionin (M), Phenylalanin (F), Threonin (T), Tryptophan (W) und Valin (V). **Ein guter Merksatz für diese ist PVT. TIM HiLL oder PVT. TIM HALL (weil Arginin in der Kindheit essenziell ist). Die ernährungsphysiologisch nicht essenziellen**

Aminosäuren sind solche, die die Leber synthetisieren kann, sie umfassen Glutamat (E), Glutamin (Q), Alanin (A), Asparagin (N), Aspartat (D), Cystein (C), Glycin (G), Prolin (P), Serin (S), Tyrosin (Y) und Arginin (R).

Kwashiorkor ist eine Krankheit, die auftritt, wenn ein Kind auf eine stärkehaltige, proteinarme Ernährung umgestellt wird. Die Symptome resultieren aus Proteinmangel und umfassen Hautläsionen, Ödeme (mit signifikanter abdominaler Distension), Anämie und Steatose (Fettleber). Das typische klinische Bild ist ein kleines Kind mit geschwollenem Bauch. *Zur Info: Kwashiorkor bedeutet wörtlich "erst-zweit", was bedeutet, dass es sich um eine Krankheit handelt, die beim ersten Kind auftritt, wenn das zweite Kind geboren wird, weil das erste Kind nun von der Muttermilch (einer proteinreichen Quelle) auf eine kohlenhydratreiche Ernährung umgestellt wird.*

Marasmus ist eine Krankheit, die durch allgemeinen Kalorienmangel entsteht, einschließlich Proteinmangel. Symptome umfassen Gewebe- und Muskelabbau, Verlust von subkutanem Fett und Ödeme. Dies ist auch bekannt als Protein-Kalorien-Mangelernährung. Der Serumalbuminspiegel ist bei marasmischen Individuen häufig niedrig, weil die Leber aufgrund des Proteindefizits nicht in der Lage ist, ausreichend Albumin zu synthetisieren.

Aminosäuren werden nach der Beschaffenheit ihrer R-Gruppe, in Abb. 3.1 gezeigt, weiter klassifiziert als sauer, basisch, neutral oder hydrophob. Die chemische Beschaffenheit der R-Gruppe bestimmt die Funktion einer Aminosäure innerhalb eines Proteins. Häufig führt eine einzelne Mutation in einem Protein, die eine Aminosäure in eine andere ändert, zu einer vollständigen Veränderung der Funktion dieses Proteins und verursacht Krankheiten. Saure Aminosäuren sind solche,

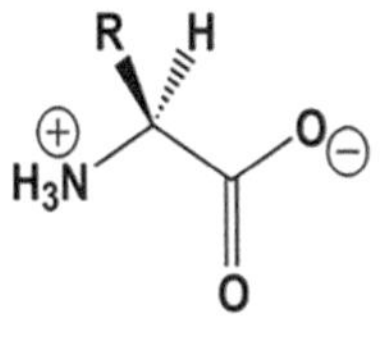

Abb. 3.1 Struktur der Aminosäuren

die beim pH-Wert des Bluts negativ geladen vorliegen, das sind Aspartat und Glutamat. Basische Aminosäuren sind solche, die ein Proton aufnehmen und beim pH-Wert des Bluts positiv geladen sind, dies umfasst Lysin, Arginin und Histidin. Neutrale Aminosäuren sind hydrophile Aminosäuren, die beim pH-Wert des Bluts neutral bleiben. Dazu gehören Serin, Threonin und Cystein. Hydrophobe Aminosäuren können weiter klassifiziert werden als aliphatisch, das sind Glycin, Alanin, Valin, Leucin, Isoleucin und Prolin, und aromatisch, das sind Phenylalanin, Tyrosin und Tryptophan.

Überblick über den Aminosäurestoffwechsel

Proteine, die mit der Nahrung aufgenommen werden, werden durch Proteasen abgebaut, die im Magen (Pepsin) und von der Bauchspeicheldrüse (Trypsin, Chymotrypsin usw.) ausgeschieden werden. Diese Proteasen spalten die Peptidbindungen, über die die Aminosäuren miteinander verbunden sind, und setzen so kleine Peptide frei, die aus kurzen Ketten von Aminosäuren bestehen. Diese Peptide werden weiter abgebaut durch Peptidasen, die von Enterozyten innerhalb des Lumens des Dünndarms produziert werden. Dieser Prozess wird in Kursen zur gastrointestinalen Pathophysiologie ausführlich besprochen und daher hier nur kurz behandelt. Freie Aminosäuren werden dann auf ähnliche Weise wie freie Zucker durch den Dünndarm aufgenommen, wie in Kap.1 besprochen. Die Aufnahme von Aminosäuren wird vermittelt durch Na^+-Aminosäure-Symporter. Die intrazellulären Na^+-Konzentrationen werden durch die Wirkung der Na^+/K^+-ATPase niedrig gehalten, und dieser Na^+-Gradient treibt den Cotransport von Na^+ und Aminosäuren an. Die Aminosäuren verlassen dann die Enterozyten entlang ihres Konzentrationsgradienten in Richtung Blut durch erleichterte Diffusion durch Aminosäurekanäle in den basolateralen Membranen. Die Aminosäuren werden dann für die Proteinsynthese verwendet oder können letztendlich abgebaut werden.

Biosynthese der ernährungsphysiologisch nicht essenziellen Aminosäuren

Es wird Sie erleichtern zu wissen, dass die meisten dieser synthetischen Reaktionen aus einem Schritt bestehen. Der Großteil dieser Synthesen findet in der Leber statt, die Aminosäuren systemisch bereitstellt, obwohl bestimmte Reaktionen in anderen Geweben vorkommen. Zum Beispiel ist das Gehirn eine wichtige Stätte für die Synthese von Glutamat und Glutamin.

Die meisten dieser Reaktionen werden durch Aminotransferasen katalysiert, die α-Ketosäuren und Aminosäuren in einem von Pyridoxalphosphat (PLP), einem Metaboliten von **Vitamin B6 (Pyridoxin)**, katalysierten Prozess ineinander umwandeln. Die Chemie des Pyridoxalphosphats wird in Kap. 5 detaillierter beschrieben. Einige dieser α-Ketosäure-/Aminosäure-Umwandlungen sind z. B. in Abb. 3.2, 3.5 oder 3.6 dargestellt, Beispiele für diese Reaktionen werden im Folgenden gezeigt.

α-Keto-Säuren	Aminosäuren
α-Ketoglutarat	Glutamat
Oxalacetat	Aspartat
Pyruvat	Alanin
Glyoxylat	Glycin

Glutamat entsteht durch **Glutamat-Dehydrogenase**, die NADPH und PLP benötigt, oder durch **Glutamat-Synthase**, die FADH$_2$ und PLP benötigt, aus α-Ketoglutarat, einem Zwischenprodukt des TCA-Zyklus. Dies ist in Abb. 3.2 gezeigt.

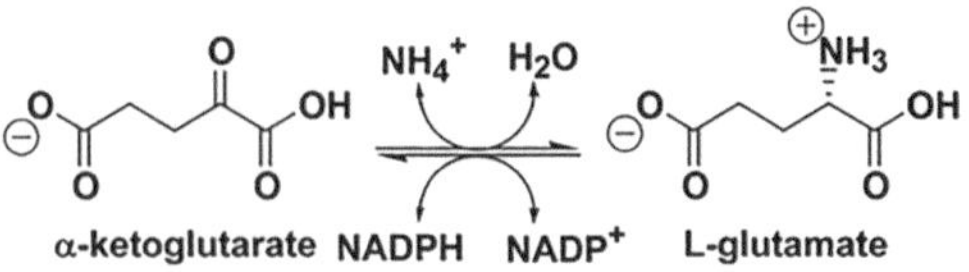

Abb. 3.2 Glutamat-Synthese

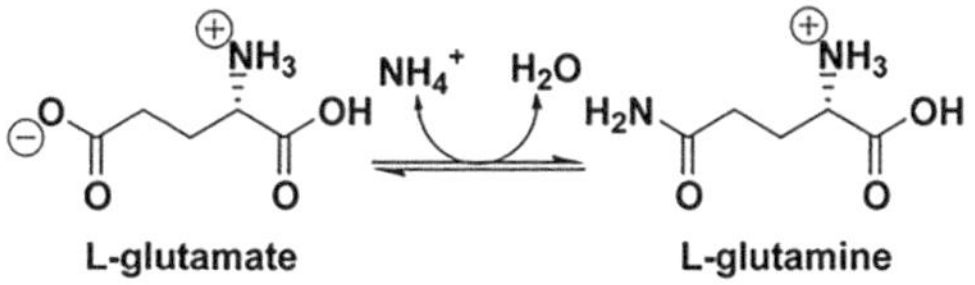

Abb. 3.3 Glutamin-Synthese

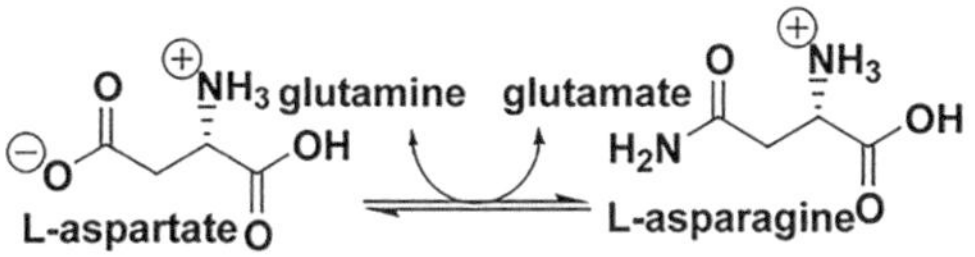

Abb. 3.4 Asparagin-Synthese

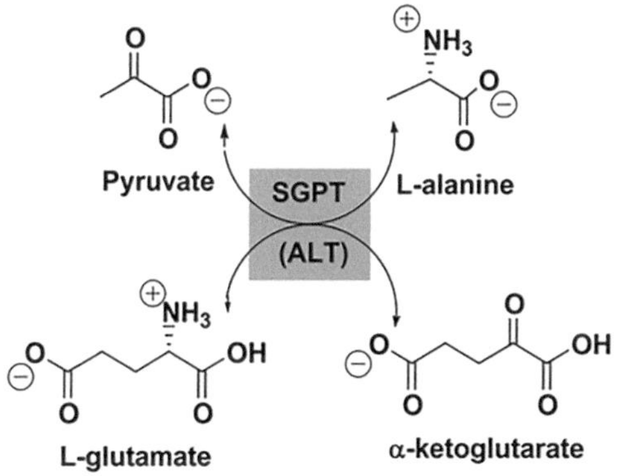

Abb. 3.5 Alanin-Synthese durch Serum-Glutamat-Pyruvat-Transaminase (SGPT), auch Alanin-Aminotransferase (ALT) genannt

Glutamin wird aus Glutamat durch **Glutamin-Synthase** ATP-abhängig synthetisiert, wie in Abb.3.3 gezeigt. **Beachten Sie, dass dies eine irreversible Reaktion ist.**

Asparagin wird aus Aspartat durch **Asparagin-Synthase** ATP-abhängig synthetisiert. Die Reaktion ist der für die Glutamin-Synthase sehr ähnlich und wird in Abb.3.4 gezeigt. Der

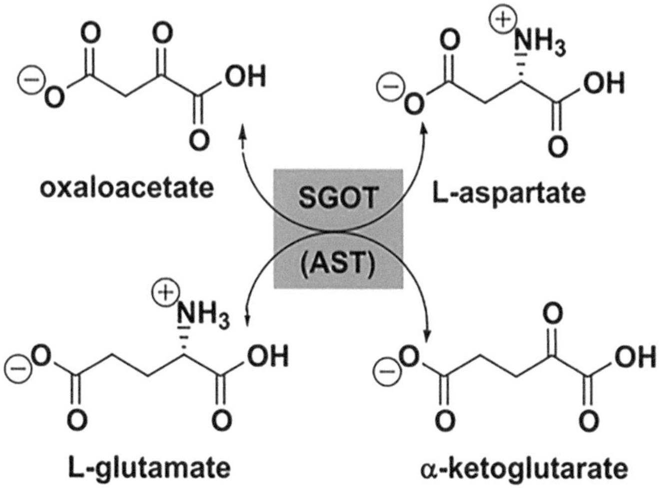

3 Aminosäurenstoffwechsel

Abb. 3.6 Aspartatsynthese durch Serum-Glutamat-Oxalacetat-Transaminase (SGOT), auch Aspartat-Transaminase (AST) genannt

einzige Unterschied besteht darin, dass **die Quelle von Ammoniak nicht freies Ammonium, sondern Glutamin ist, das zu Glutamat umgewandelt wird**.

Alanin wird direkt aus Pyruvat durch **Alanin-Aminotransferase (ALT) gebildet**, die auch als **Serum-Glutamat-Pyruvat-Transaminase (SGPT) bekannt ist** – Sie sollten beide Namen kennen. Dies ist eine etwas kompliziertere Reaktion, eine **Transaminierung**, wie der zweite Name impliziert, und wird in Abb.3.5 gezeigt. Die Aminogruppe von Glutamat wird auf Pyruvat übertragen, wobei α-Ketoglutarat und Alanin entstehen. Das kann auch umgekehrt ablaufen. Dieses Enzym benötigt **Pyridoxalphosphat (PLP)**, einen Metaboliten von **Vitamin B6 (Pyridoxin)**, als essenziellen Cofaktor. *Dies ist ein Enzym, das im Blut beim Leberfunktionstest (LFT) gemessen wird. Erhöhte ALT-Werte deuten auf eine Leberdysfunktion hin, die durch eine Vielzahl von Ätiologien verursacht werden kann.*

Aspartat wird aus Oxalacetat hergestellt. Genau wie die Transaminierung von Pyruvat Alanin erzeugt, erzeugt die

Transaminierung von Oxalacetat (einem weiterem Intermediat des TCA-Zyklus) Aspartat. Ersetzen Sie also einfach Pyruvat durch Oxalacetat und Alanin durch Aspartat in der ALT-Reaktion (Abb. 3.5) Diese Reaktion wird durch **Aspartat-Aminotransferase (AST)**, auch **Serum-Glutamat-Oxalacetat-Transaminase (SGOT) genannt,** katalysiert und ist explizit in Abb. 3.6 dargestellt. Auch dieses Enzym benötigt **Pyridoxalphosphat (PLP)**, einen Metaboliten von **Vitamin B6 (Pyridoxin)**, als essenziellen Cofaktor. *AST ist ein weiteres Enzym, das im Blut beim Leberfunktionstest (LFT) gemessen wird. Erhöhte AST-Werte deuten ebenfalls auf eine Leberdysfunktion hin, die durch eine Vielzahl von Ätiologien verursacht werden kann. ALT- und AST-Werte werden durch verschiedenartige Leberdysfunktionen unterschiedlich erhöht und werden klinisch verwendet, um eine differenzierte Diagnose für Leberversagen zu erstellen, wie Sie in Ihren Kursen zur Pathophysiologie des Gastrointestinaltrakts lernen werden.*

Serin wird aus **3-Phosphoglycerat** (einem Glykolyse-Intermediat) durch eine Serin-Transaminase synthetisiert. **Glycin** kann wiederum aus **Serin** synthetisiert werden, wie in Abb. 3.7 gezeigt. Die Reaktion wird von **Serin-Hydroxymethyltransferase katalysiert und** benötigt **Folsäure** in Form von Tetrahydrofolat. Die Biochemie von Folsäure und ihren Derivaten wird in Kap. 5 ausführlich besprochen. Alternativ kann Glycin auch aus **Cholin** synthetisiert werden.

Prolin wird aus **Glutamat** in einer oxidativen Cyclisierung synthetisiert.

Cystein wird aus **Methionin** und **Serin** in einer Reaktionssequenz synthetisiert, die Sie sorgfältig studieren sollten und die in Abb. 3.8 dargestellt ist. Methionin wird zunächst durch S-Adenosylmethionin-Synthase in S-Adenosylmethionin (SAM) umgewandelt. SAM ist ein wichtiger Methylspender bei einer Reihe von biochemischen Reaktionen, in denen es letztendlich zu S-Adenosylhomocystein umgewandelt wird. **Methionin-Synthase** ist ein solches Enzym, das Folsäure in Form von Tetrahydrofolat (THF) als Cofaktor und Vitamin B12 als Regenerator von THF benötigt. Die Chemie der Folsäure und ihrer Derivate wird in Kap. 5 ausführlich besprochen. Das so

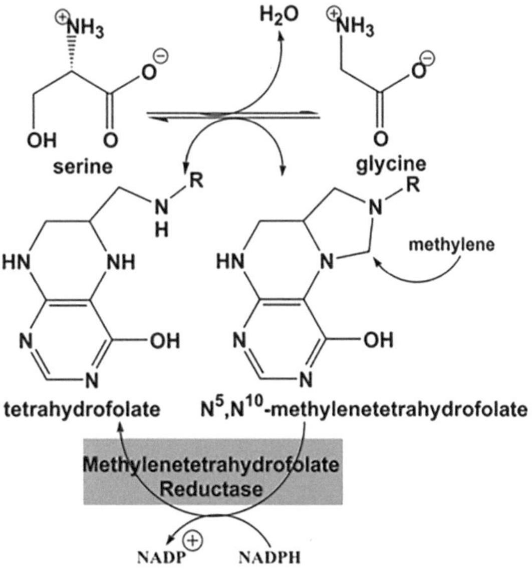

Abb. 3.7 Glycinsynthese aus Serin

produzierte S-Adenosylhomocystein wird durch S-Adenosylhomocystein-Hydrolase zu Homocystein und Adenosin hydrolysiert. Homocystein wird dann mit Serin durch **Cystathionin-β-Synthase** zu Cystathioninkondensiert. Cystathionin wird anschließend gespalten, es entstehen Cystein und α-Ketobutanoat (α-Ketobutyrat), ein Nebenprodukt, das in den Propionsäureweg eintritt.

Mutationen der Cystathionin-β-Synthase sind die häufigste Ursache für Homocysteinurie. Auch Mutationen der Methionin-Synthase sind bekannt, die Homocysteinurie verursachen. Homocysteinurie ist assoziiert mit geistiger Behinderung, vorzeitiger Arteriosklerose, vorzeitiger Osteoporose und anderen Skelettanomalien sowie Ektopie lentis (Verschiebung der Augenlinse). Die einzige verfügbare Behandlung ist die Begrenzung der Methionin-Aufnahme, dadurch wird Cystein zu einer essenziellen Aminosäure, da es so nun nicht mehr synthetisiert werden kann.

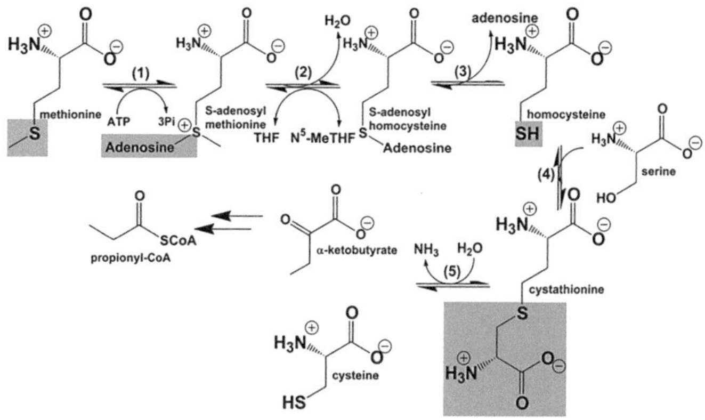

Abb. 3.8 Cystein wird aus Methionin in einem fünfstufigen Prozess synthetisiert. Methionin wird zunächst durch SAM-Synthase (1) in S-Adenosylmethionin (SAM) umgewandelt. SAM wird dann durch Methionin-Synthase (2) und andere zelluläre Enzyme, die SAM als Methylierungscofaktor verwenden, demethyliert und zu S-Adenosylhomocystein. S-Adenosylhomocystein wird durch S-Adenosylhomocystein-Hydrolase (3) zu Homocystein hydrolysiert. Homocystein und Serin werden durch Cystathionin-Synthase (4) zu Cystathionin kombiniert, das dann hydrolysiert (5) wird zu Cystein und α-Ketobutanoat (α-Ketobutyrat), das zu Propionyl-CoA metabolisiert wird. Propionyl-CoA wird weiter metabolisiert, wie in Abb. 2.11 dargestellt

Wichtig ist, dass der Homocystein-Spiegel auch bei Vitamin-B12- und Folsäuremangel erhöht ist, da beide Faktoren für die Umwandlung von Homocystein zurück in Methionin benötigt werden. Die Homocystein-Spiegel werden häufig gemessen, um die Möglichkeit eines B12- und Folsäuremangels zu beurteilen. Die Assoziation von Homocystein mit vorzeitiger Arteriosklerose wird aktiv untersucht. Homocystein scheint Gefäßschäden zu verursachen, indem es die Verdickung der Intima, die Zerstörung der elastischen Lamina, die Hypertrophie der glatten Muskulatur, die starke Ansammlung von Blutplättchen und die Bildung von thrombotischen Verschlüssen fördert.

Tyrosin wird aus **Phenylalanin** durch **Phenylalanin-Hydroxylase** in einer Reaktion synthetisiert, die **Tetrahydrobiopterin**, **NADPH** und molekularen Sauerstoff erfordert, wie in Abb.3.9 dargestellt. Dieses Enzym hydroxyliert Phenylalanin unter

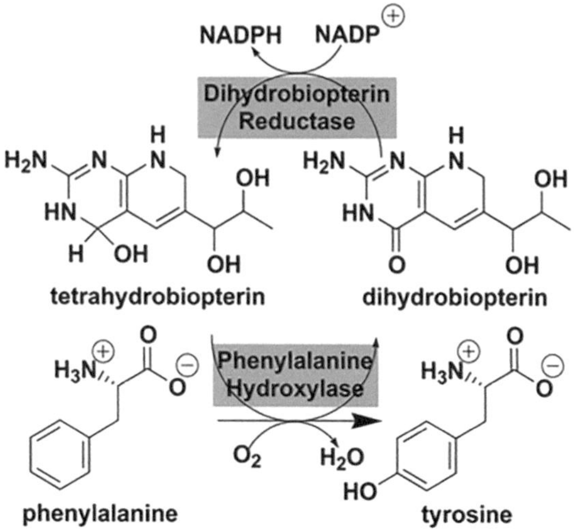

Abb. 3.9 Tyrosin wird aus Phenylalanin durch Phenylalanin-Hydroxylase synthetisiert, das Enzym, das bei Phenylketonurie mutiert ist

Verwendung von molekularem Sauerstoff, und eine **Mutation dieses Enzyms führt zu Phenylketonurie**. Bei Phenylketonurie verursachen sich ansammelndes Phenylalanin und seine Metaboliten wie Phenylpyruvat **geistige Retardierung, Wachstumsretardierung, helle Haut** (aufgrund des Mangels an Tyrosin und damit Melanin) und **Ekzeme**. Der Körper hat einen **muffigen Geruch**, weil Phenylalanin und seine Metaboliten als aromatische Verbindungen stark riechen. **Tyrosin wird zu einer essenziellen Aminosäure**, da es nicht mehr aus Phenylalanin synthetisiert werden kann. Die Behandlung besteht darin, die **Phenylalaninaufnahme zu begrenzen** (auch aus Quellen wie **NutraSweet**) und **Tyrosin zu ergänzen**.

Die anderen Hyperphenylalaninämien (Typ II–V) sind Defekte im Tetrahydrobiopterin-Stoffwechsel. Ein Mangel an Biopterin selbst oder an Dihydrobiopterin-Reduktase (Hyperphenylalaninämie Typ II), dem Enzym, das Dihydrobiopterin NADPH-abhängig zurück zu Tetrahydrobiopterin umwandelt, oder an anderen Enzymen, die an der Biopterin-Synthese beteiligt sind (Dihydrobiopterin-Synthase), kann ebenfalls zu einem Phenylketonurie-ähnlichen Syndrom führen.

Arginin – wird im**Harnstoffzyklus** synthetisiert, wie weiter unten beschrieben wird.

Wichtige Aminosäurederivate

Aminosäuren führen zu vielen wichtigen Hormonen, **Aminosäurederivaten**, kleinen Molekülkatalysatoren und Signalverbindungen im Körper.

Histamin wird aus Histidin durch Decarboxylierung abgeleitet. Es stimuliert die Dilatation von Arteriolen und postkapillären Venolen, die Kontraktion von Venen und die Kontraktion von Endothelzellen, alles in Vorbereitung auf die Infiltration von immunologischen Zellen.

S-Adenosylmethionin (SAM) wird aus Methionin und ATP abgeleitet. Dies ist das zelluläre Methylierungsmittel. Die Synthese von SAM wurde als Teil des Cysteinsynthesewegs bereits in Abb. 3.9 gezeigt.

Thyroxin (Schilddrüsenhormon) entsteht aus zwei Tyrosinmolekülen durch Dimerisierung ihrer freien Radikale, gefolgt von einer elektrophilen aromatischen Substitution durch Iodid. Merken Sie sich einfach, dass es von Tyrosin abgeleitet ist. Die Details seiner Synthese lernen Sie in Kursen zur Endokrinologie.

Tyrosin, Tryptophan und Glutamat sind wichtige Quellen für **Neurotransmitter**. Die **von Tyrosin abgeleiteten Neurotransmitter** umfassen **Dopamin, Noradrenalin und Noradrenalin und Adrenalin**, deren Synthese in Abb.3.10 dargestellt ist. Das **geschwindigkeitsbestimmende Enzym** ist die **Tyrosin-Hydroxylase**. Zu den **von Tryptophan abgeleiteten Neurotransmittern gehören Serotonin (5-Hydroxytryptamin, 5-HT)** und **Melatonin**. Diese Synthese ähnelt bemerkenswert der für von Tyrosin abgeleiteten Neurotransmittern. Serotonin wird durch Hydroxylierung von Tryptophan erhalten, gefolgt von Decarboxylierung. Die **Tryptophan-Hydroxylierung**, ist der **geschwindigkeitsbestimmende Schritt**. Melatonin wird durch Acetylierung und Methylierung aus Serotonin abgeleitet. Die

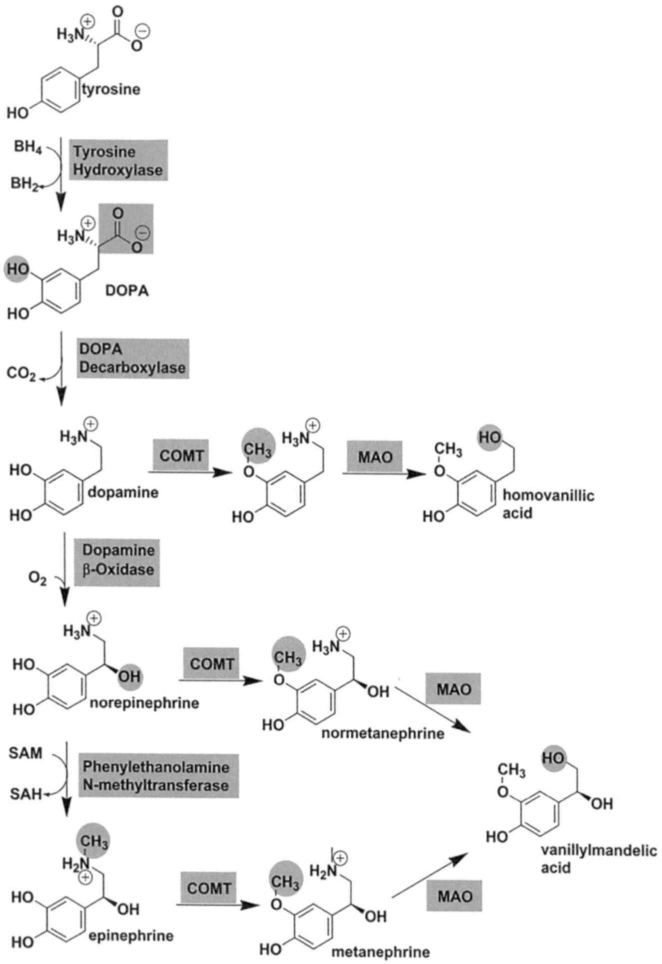

Abb. 3.10 Die Synthese und der Abbau wichtiger aus Tyrosin abgeleiteter Neurotransmitter

von **Glutamat abgeleiteten Neurotransmitter** umfassen **Glutamat** selbst und **γ-Aminobuttersäure (γ-Aminobutanoat, GABA)**. GABA wird durch **Glutamat-Decarboxylase**, ein

Enzym, das **Pyridoxalphosphat** benötigt, aus Glutamat synthetisiert.
Die von Tyrosin abgeleiteten Neurotransmitter werden schließlich durch Monoamin-Oxidase (MAO) und Catechol-O-Methyltransferase (COMT) abgebaut. COMT wandelt Epinephrin in Metanephrin und Noradrenalin in Normetanephrin um. Sowohl Metanephrin als auch Normetanephrin werden dann durch MAO zu Vanillylmandelsäure umgesetzt. Dopamin wird durch die nacheinander stattfindenden Reaktionen der Enzyme auf ähnliche Weise in Homovanillinsäure umgewandelt. Diese Prozesse sind auch in Abb.3.10 dargestellt.

Kreatin, eine wichtige Speicherform von hochenergetischen Phosphatäquivalenten in der Muskulatur, entsteht aus **Arginin**. Kreatin wird anschließend zu Kreatinin metabolisiert, das von der Niere ausgeschieden wird. Der Blutkreatininspiegel wird gemessen, um die Nierenfunktion zu beurteilen.

Melanin ist von **Tyrosin** abgeleitet und wird in Melanozyten synthetisiert, die aus der Neuralleiste stammen. Das Schlüsselenzym ist **Tyrosinase**, und Defekte dieses Enzyms können **Albinismus** verursachen.

Stickstoffmonoxid wird aus **Arginin** durch **Stickstoffmonoxid-Synthase (NOS)** erzeugt.

Taurin, ein Hauptbestandteil der Galle, wird als Teil des Cystein-Abbaupfades aus Cystein synthetisiert.

Porphyrin (am Ende des Kapitels besprochen) wird aus **Glycin** erzeugt.

Das Wesentliche der Proteinsynthese

Proteine werden an den Ribosomen (entweder frei im Zytosol oder mit dem rauen endoplasmatischen Retikulum assoziiert) auf Grundlage einer mRNA-Vorlage synthetisiert. Dabei werden tRNAs verwendet, an die jeweils einzelne Aminosäuren gekoppelt sind. Proteine werden häufig mithilfe von molekularen

Chaperonen gefaltet. Dieses Thema wird normalerweise in der Molekularbiologie behandelt und hier nur erwähnt.

Proteinabbau

Es gibt zwei Wege für den Abbau von Proteinen: der **lysosomale Abbau** und der **proteasomale Abbau**.

Das Lysosom baut hauptsächlich Membran- und endozytierte Proteine mithilfe von **sauren Hydrolasen** und **Proteasen** ab. Dieser Prozess wird als **Autophagie** bezeichnet und scheint hauptsächlich während Hungerzuständen induziert zu werden, um Aminosäuren für die Gluconeogenese bereitzustellen, wenn andere Speicher erschöpft sind. Bei der Autophagie werden durch sekundäre Membranen Vesikel um zelluläre Organellen gebildet, und diese Vesikel verschmelzen dann mit Lysosomen, in denen der Inhalt dann abgebaut wird.

Das **Proteasom** ist hauptsächlich für den Abbau von zytosolischen Proteinen verantwortlich, einschließlich fehlgefalteter Proteine und Proteine, deren Expression herunterreguliert werden muss. Proteine, die vom Proteasom abgebaut werden, müssen **polyubiquitiniert** sein. **Ubiquitin** ist ein Protein von 8,5 kD, das ATP-abhängig an **Lysin**-Reste des abzubauenden Proteins gekoppelt wird. Dies erfolgt durch **Ubiquitin-Ligasen**, **E1**, **E2** und **E3**. Bei dieser Reaktion wird Ubiquitin zunächst auf **E1-Ligase** (das Ubiquitin-aktivierende Protein) übertragen. Dann übernimmt **E2-Ligase** (das Ubiquitin-Transferprotein) Ubiquitin von E1-Ligase. **E3-Ligase** (die eigentliche Ubiquitin-Ligase) katalysiert dann die Übertragung des Ubiquitins von E2 auf einen **Lysin-Rest** des Zielproteins. Dieser Zyklus wird wiederholt, um das Zielprotein zu polyubiquitinieren. Proteine, die für den Abbau vorgesehen sind, können an einem oder mehreren Lysin-Resten polyubiquitiniert werden. Dieser Prozess wird in Abb. 3.11 dargestellt.

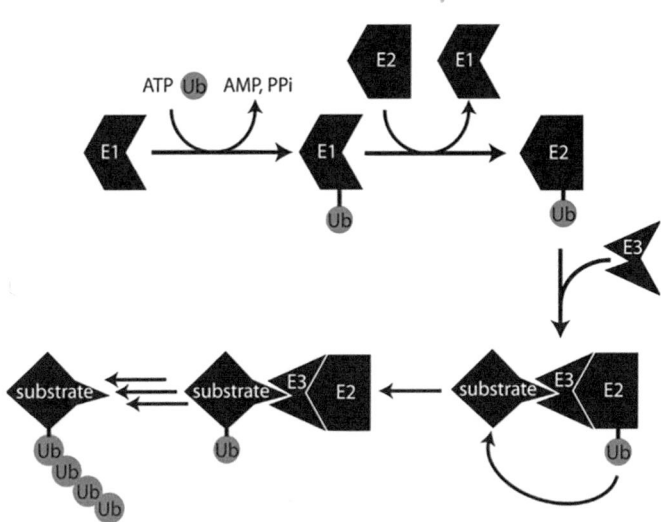

Abb. 3.11 Ubiquitinierung eines Proteins. E1-Ligase wird in einem Prozess, der ATP benötigt, zunächst ubiquitiniert (Ub). Dieses Ub wird auf E2-Ligase übertragen. E3-Ligase katalysiert dann die Addition dieses Ub auf ein Substratprotein. Die Wiederholung dieses Prozesses führt zur Polyubiquitinierung des Substratproteins

Das Proteasom ist ein großer Proteinkomplex, der aus zwei Kappen und einem Kern besteht. Die Kappen sind jeweils Ringe von sechs ATPasen, die das abzubauende Protein entfalten, um den Eintritt in den Kern zu ermöglichen. Das Kernproteasom besteht aus vier Ringen aus Untereinheiten (zwei äußere α-Ringe, die eine strukturelle Rolle spielen, und zwei β-Ringe, die die katalytischen Funktionen tragen). Diese Struktur ist in Abb.3.12 dargestellt. Jeder β-Ring hat sechs katalytische Zentren, die nach ihrer jeweiligen Aktivität bekannt sind. Die beiden Trypsin-ähnlichen Zentren spalten Peptide nach basischen Resten, die beiden Chymotrypsin-ähnlichen Zentren spalten Peptide nach hydrophoben Resten, und die beiden Caspase-ähnlichen Zentren spalten nach Aspartatresten. Die resultierenden kleinen Peptide werden dann in das Zytosol freigesetzt, wo zelluläre Proteasen sie weiter zu Aminosäuren abbauen. Eine Reihe von Proteasom-In-

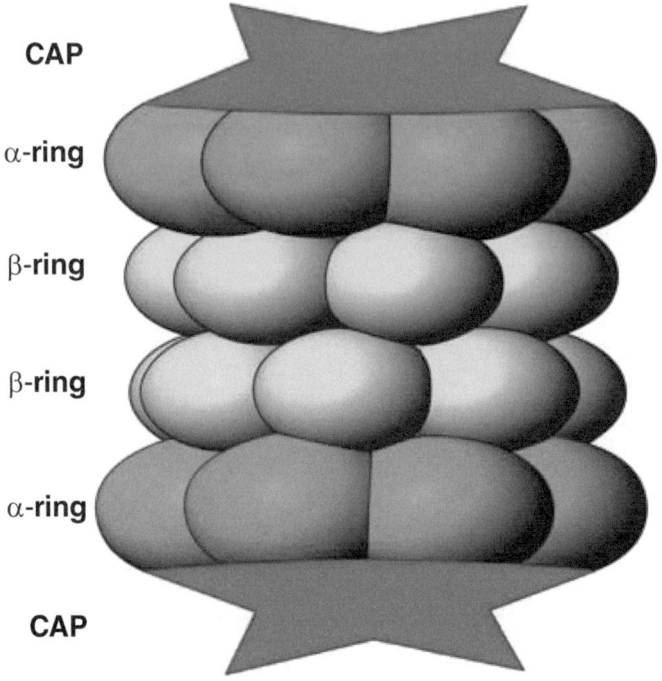

Abb. 3.12 Das Proteasom

hibitoren befindet sich jetzt in klinischen Studien gegen multiples Myelom und andere Krebsarten.

Aminosäureabbau

Aminosäuren werden zunächst typischerweise mittels **Transaminierung**sreaktionen abgebaut, wie zuvor erwähnt. Dies ergibt in der Regel einen Metaboliten, der direkt in die Glykolyse oder den TCA-Zyklus einfließen kann. Die Ammoniumgruppe wird von **Glutamat** oder **Glutamin** übernommen und dann im Harnstoffzyklus zu Harnstoff umgewandelt, der im Urin ausgeschieden wird.

Der erste Schritt, die **Transaminierung**, wird durch **Transaminasen** katalysiert. Zum Beispiel katalysiert die **Alanin-Transaminase (ALT)** die Umwandlung von Alanin und α-Ketoglutarat zu Pyruvat und Glutamat. Dies ist die Umkehrung der Reaktion der Alaninsynthese, die in Abb.3.5 dargestellt ist. Andere Aminosäuren werden auf ähnliche Weise transaminiert. Alle Aminotransferasen benötigen den Cofaktor **Pyridoxalphosphat (PLP)**, der von **Vitamin B6 (Pyridoxin)** abgeleitet ist.

Der zweite Schritt ist die Freisetzung von Ammoniak aus Glutamat – er wird durch **Glutamat-Dehydrogenase** katalysiert, in einer Reaktion, die genau die Umkehrung der Glutamatsynthese aus α-Ketoglutarat ist – oder aus Glutamin – dies wird durch **Glutaminase** katalysiert, ein Enzym, das die Umkehrung der Reaktion der Glutaminsynthase durchführt, die in Abb.3.3 dargestellt ist. Glutamat-Dehydrogenase wird allosterisch reguliert, **aktiviert durch ADP** und **inhibiert durch GTP**.

Der dritte Schritt ist die Umwandlung dieses Ammoniaks, das hochgiftig ist, in Harnstoff, der viel weniger giftig ist. Dies geschieht durch den Harnstoffzyklus, den Sie detailliert kennen sollten.

Der Harnstoffzyklus

Der Harnstoffzyklus hat zwei Aufgaben: (1) **die Eliminierung von stickstoffhaltigen Abfallprodukten** und (2) die **Argininsynthese**. Es gibt fünf Hauptreaktionen, die letztendlich die Bildung von Harnstoff und Fumarat aus CO_2, Ammoniak und Aspartat katalysieren. Fumarat wird wiederum durch den TCA-Zyklus in Oxalacetat umgewandelt, und Oxalacetat wird durch AST zurück in Aspartat umgewandelt. Dieser sekundäre Zyklus wird der Aspartat-Argininosuccinat-Shunt genannt und verhindert eine Rückkopplungshemmung (Feedback-Inhibition) durch die Anhäufung von Fumarat. *Bei erwachsenen Menschen finden diese Reaktionen nur in der Leber statt. Wichtig ist, dass die Plazenta für den Fötus viele der gleichen Funktionen wie die Leber bei Erwachsenen übernimmt, einschließlich der*

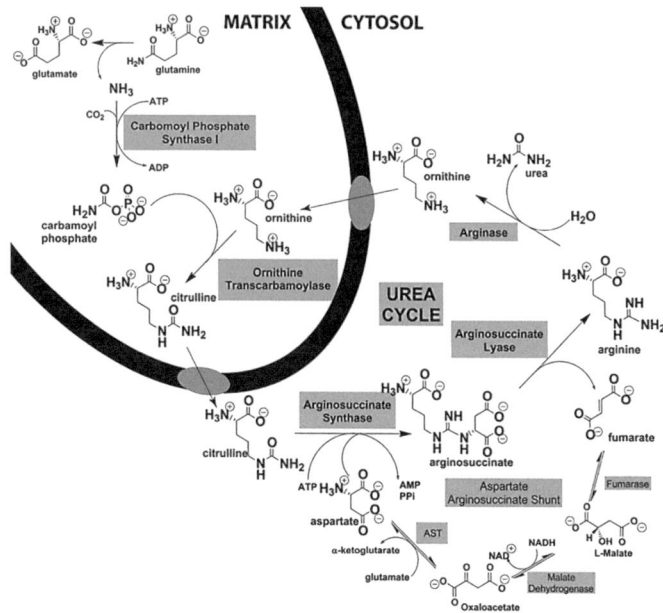

Abb. 3.13 Der Harnstoffzyklus. Innerhalb der mitochondrialen Matrix wird Ammoniak, das aus Glutamin freigesetzt wird, durch das Enzym Carbamoylphosphat-Synthase I in Carbamoylphosphat umgewandelt. Ornithin-Transcarbamoylase verbindet Carbamoylphosphat mit Ornithin, es entsteht Citrullin. Citrullin verlässt dann das Mitochondrium zum Zytosol, wo es mit Aspartat durch Argininsuccinat-Synthase zu Argininosuccinat kombiniert wird. Argininsuccinat-Lyase setzt daraus Fumarat und Arginin frei. Arginase hydrolysiert dann Arginin zu Harnstoff und Ornithin. Ornithin wird durch den Ornithin-Transporter ORNT1 zurück in die mitochondriale Matrix recycelt. Fumarat, das durch Argininsuccinat-Lyase produziert wird, wird durch den Aspartat-Argininosuccinat-Shunt, der Enzyme des Krebs-Zyklus nutzt (Malat-Dehydrogenase und AST), zurück zu Aspartat umgewandelt

Durchführung des Harnstoffzyklus. Ein Schema des Harnstoffzyklus und seines Hilfs-Aspartat-Argininosuccinat-Shunts ist in Abb. 3.13 dargestellt.

Schritt I: Carbamoylphosphat-Synthese – Carbamoylphosphat-Synthase I (CPSI) katalysiert die Bildung von Carbamoylphosphat aus CO_2, NH_3 und ATP. Diese Reaktion erfordert auch ein Molekül ATP, das die treibende Kraft liefert, und benötigt somit insgesamt zwei ATP. Dies ist der **geschwindigkeitsbestimmende Schritt**des Harnstoffzyklus und findet in der **Mitochondrienmatrix** statt. Das in diesem Prozess verwendete NH_3 stammt aus Glutamin oder Glutamat, wie zuvor beschrieben.

Schritt II: Citrullin-Synthese – Ornithin-Transcarbamoylase katalysiert die Bildung von **Citrullin** aus **Ornithin** und **Carbamoylphosphat** innerhalb der **Mitochondrienmatrix**. Im Prozess wird Phosphat freigesetzt.

Schritt III: Argininosuccinat-Synthese – Argininosuccinat-Synthase (AS) katalysiert die Bildung von **Argininosuccinat** aus **Aspartat** und **Citrullin** im **Zytosol**. Dieser Prozess erfordert ATP und setzt AMP und Diphosphat (Pyrophosphat) frei.

Schritt IV: Arginin-Synthese – Arginosuccinase (Arginosuccinat-Lyase, AL) katalysiert den Abbau von **Argininosuccinat** zu **Arginin** und **Fumarat** (welches in den TCA-Zyklus eintritt) im **Zytosol**. Diese Reaktion ist wichtig für die endogene Arginin-Synthese.

Schritt V: Harnstoff-Synthese – Arginase katalysiert die Bildung von **Harnstoff** und **Ornithin** aus **Arginin**, wodurch der Zyklus abgeschlossen wird. Ornithin gelangt durch den **Ornithin-Transporter** zurück in das Mitochondrium.

Ein wichtiger Aspekt zum Verständnis des Harnstoffzyklus besteht darin, die Quellen von Stickstoff zu berücksichtigen. Die erste Stickstoffgruppe wird durch Glutamin geliefert, das ein Molekül NH_3 freisetzt, welches von CPSI verwendet wird. Das zweite Molekül NH_3 wird durch Aspartat eingebracht und in Schritt 3 von Argininosuccinat-Synthase verwendet.

Regulation des Harnstoffzyklus

Wie Sie nun wissen, ist Ammoniak für den Körper hochgiftig. Daher ist eine sorgfältig regulierte Stickstoffbilanz für das Leben unerlässlich. Der Harnstoffzyklus wird durch (1) Vorwärtsregulation (*feed-forward regulation*) durch Ammoniak, (2) hormonelle Regulation und (3) allosterische Regulation durch N-Acetylglutamat und Alanin reguliert. Es ist bekannt, dass Ammoniak die Expression von Enzymen des Harnstoffzyklus als Mechanismus der Vorwärtsregulation induziert. Glukagon induziert ebenfalls die Expression von Enzymen des Harnstoffzyklus, da der Harnstoffzyklus für die Entsorgung von Stickstoff, der durch den Abbau von Aminosäuren für die Gluconeogenese erzeugt wird, unerlässlich ist.

Schließlich ist Carbamoylphosphat-Synthase I das geschwindigkeitsbestimmende Enzym im Harnstoffzyklus, wie bereits erwähnt, und daher ist es stark reguliert. ***Es wird allosterisch aktiviert durch N-Acetylglutamat***. N-Acetylglutamat wird wiederum in der Leber aus **Acetyl-CoA** und **Glutamat** durch **N-Acetylglutamat-Synthase** gebildet, eine Reaktion, die in Abb.3.14 gezeigt wird. Daher zeigt N-Acetylglutamat sowohl Energiezustand (Acetyl-CoA) als auch das Vorhandensein von Aminosäuren (Glutamat) an, sodass, wenn dies beiden gleichzeitig hoch sind, auch die N-Acetylglutamat-Spiegel hoch sein werden. *Daher wird der Harnstoffzyklus hochreguliert, wenn die Aminosäure- und Gesamtenergiespeicher hoch sind, wie unmittelbar nach einer Mahlzeit.* N-Acetylglutamat-Synthase wird auch durch Arginin reguliert, indem es als allosterischer Aktivator wirkt.

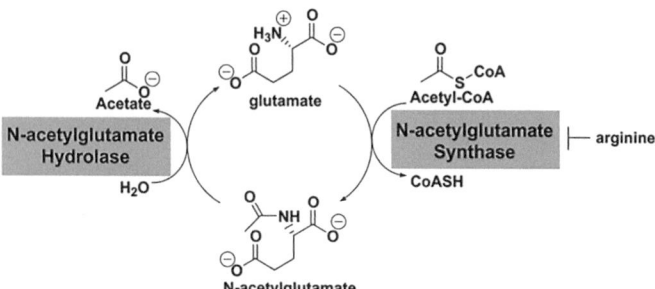

Abb. 3.14 Die Synthese und der Abbau von N-Acetylglutamat, einem wichtigen Regulator des Harnstoffzyklus-Enzyms CPSI

Hepatische Enzephalopathie

Eine Dysfunktion des Gehirns wird Enzephalopathie genannt, und eine Ursache dafür ist Leberversagen. Wie Sie jetzt wahrscheinlich wissen, ist die Leber ein Schlüsselorgan für den Stoffwechsel. Bei Leberversagen sammeln sich Toxine, die normalerweise von der Leber metabolisiert werden, im Blut an und verursachen eine Dysfunktion des Gehirns und anderer Organe. Die hepatische Enzephalopathie ist gekennzeichnet durch Krampfanfälle, motorische Dysfunktion, Persönlichkeitsveränderungen, Stimmungsschwankungen und sogar kognitive Dysfunktion (Delirium). Es ist bekannt, dass sie durch die Auswirkungen verschiedener Toxine auf Neuronen im Gehirn verursacht wird. Ammoniak ist eines dieser Toxine, von denen bekannt ist, dass sie eine Schwellung und Dysfunktion der Neuronen verursachen. Ammoniak sammelt sich im Blut während des Leberversagens an, weil der Harnstoffzyklus nicht funktioniert. Ammoniakspiegel werden häufig bei Fällen von Leberversagen gemessen, um zu ermitteln, ob eine Behandlung erfolgreich ist oder nicht. Während die Korrelation zwischen Ammoniakspiegeln und Symptomen der hepatischen Enzephalopathie derzeit ein heiß diskutiertes Thema ist, zu dem kein klarer Konsens besteht, ist die Messung von Blutammoniakspiegeln etwas, das Sie häufig sehen werden, wenn Sie auf Station sind.

Harnstoffzyklusdefekte treten bei einer von 70.000 Lebendgeburten auf, in der Regel als Folge von Einzelbasenpaar-Substitutionen in einem der Enzyme des Harnstoffzyklus. **Alle diese Störungen sind mit Hyperammonämie assoziiert.** Die meisten dieser Störungen zeigen sich bei der Geburt oder im frühen Säuglingsalter, mit Ausnahme des Arginase-Mangels. CPSI-Mangel ist die schwerste Form und wird auch **Hyperammonämie Typ I genannt**. OTC-Mangel, auch **Hyperammonämie Typ II genannt**, ist die häufigste Störung und ist an das X-Chromosom gebunden. AS-Mangel ist selten. AL-Mangel tritt sehr früh auf und ist ziemlich schwerwiegend, während Arginase-Mangel weniger schwerwiegend ist und in der Regel im Alter von 2–4 Jahren auftritt. Defekte im Ornithin-Transporter

(ORTN1) führen zu **Hyperornithinämie, Hyperammonämie und Homocitrullinurie-Syndrom (HHH).**
Die Behandlung dieser Störungen beinhaltet:

1. Reduzierung der Proteinaufnahme (schwer zu erreichen, insbesondere bei Säuglingen), wodurch der Bedarf zur Metabolisierung der überschüssigen Aminosäuren reduziert wird
2. Hämodialyse zur Entfernung von überschüssigem Ammoniak bei Patienten mit schwerer Hyperammonämie
3. Stickstoff bindende Medikamente
   (a) Phenylacetat – bildet Komplexe mit Glutamin unter Bildung von Phenylacetylglutamin, das ohne Resorption durch die Niere ausgeschieden werden kann
   (b) Natriumbenzoat – bildet Komplexe mit Glycin unter Bildung von Hippurat, das ohne Resorption durch die Niere ausgeschieden werden kann
4. Reduzierung der Menge an Ammoniak, die im Darm durch Bakterien produziert wird, die über Urease verfügen. Sie bauen den im Darm vorhandenen Harnstoff zu Ammoniak ab und tragen damit zum Gesamtammoniakpool des Körpers bei. Antibiotika (wie Neomycin) können helfen, die Menge an Ammoniak zu reduzieren, die von Bakterien im Darm produziert wird, indem sie einfach deren Anzahl reduzieren.
5. Einfangen des im Darm produzierten Ammoniaks durch Ansäuerung des Dickdarms und Umwandlung in Ammonium, das nicht frei durch Zellmembranen passiert. Lactulose ist ein Zucker, der nicht durch Enzyme im Dünndarm metabolisierbar ist, aber durch Bakterien im Dickdarm metabolisiert werden kann. Der Verstoffwechselung dieses Zuckers durch Glykolyse säuert den Dickdarm an, wandelt dadurch Ammoniak in Ammonium-Ionen um und fängt sie in den Fäkalien ein.
6. Lebertransplantation – die ultimative Heilung in schweren Fällen

Bei Patienten mit Defekten im Harnstoffzyklus wird Arginin normalerweise zu einer essenziellen Aminosäure – dies ist eine wichtige ernährungsphysiologische Überlegung.

Ammoniaktransport: Der Glutaminzyklus

Da Ammoniak hochgiftig ist, muss peripher erzeugtes Ammoniak über einen sicheren Transportweg zur Leber gelangen. Der Hauptmechanismus dafür ist **der Glutaminzyklus**. Im **Glutaminzyklus** wird freies Ammoniak verwendet, um durch Glutamin-Synthase Glutamin aus Glutamat zu synthetisieren. Beachten Sie, dass dies eine irreversible Reaktion ist, die ATP braucht. Glutamin zirkuliert dann im Blut. In der Leber wird Glutamin anschließend durch **Glutaminase** zurück zu Glutamat umgewandelt, wodurch freies Ammoniak für den Einsatz im Harnstoffzyklus freigesetzt wird. Dies ist in Abb. 3.15 dargestellt.

Der Alaninzyklus

Aminosäuren, die aus Proteinabbau in der Muskulatur stammen, werden in α-Ketosäuren umgewandelt, die wiederum Substrate für die Glykolyse und den TCA-Zyklus sind, wie im folgenden Abschnitt über den Katabolismus von Kohlenstoffskeletten beschrieben. Im Gegenzug werden die Aminogruppen dieser Aminosäuren auf Pyruvat übertragen, aus dem durch Transaminierung Alanin entsteht. Alanin diffundiert dann ins Blut und weiter zur Leber, wo es durch **Alanin-Aminotransferase** zurück zu Pyruvat für die Gluconeogenese umgewandelt wird. Das Ammoniak aus Glutamat gelangt schließlich in den Harnstoffzyklus.

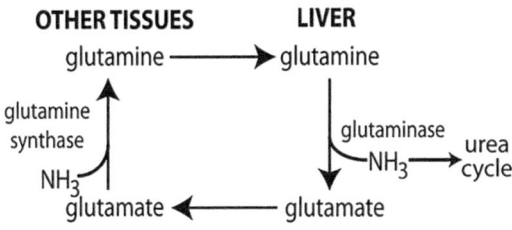

Abb. 3.15 Der Glutaminzyklus

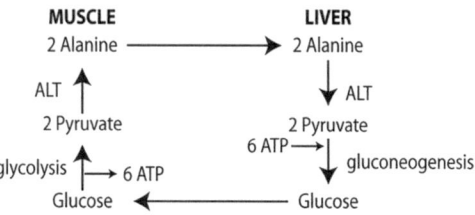

Abb. 3.16 Der Alaninzyklus

Dies ist der Hauptweg, über den Muskelprotein für die Gluconeogenese in der Leber verwendet wird – freie Aminosäuren werden zur Produktion von Alanin verwendet, das dann zur Leber für die Gluconeogenese gelangt. Diese Glucose kann dann von extrahepatischen Geweben verwendet werden. Der Alaninzyklus ist in Abb.3.16 dargestellt.

Katabolismus der Kohlenstoffskelette

Wenn die Aminosäuren transaminiert sind, liefern sie verschiedene Metaboliten, die von der Zelle weiter metabolisiert werden können. Aminosäuren werden in zwei Gruppen unterschieden, in **glucogene Aminosäuren** und **ketogene Aminosäuren**, je nach den Produkten, die ihr Metabolismus liefert. Glucogene Aminosäuren können in Glucose umgewandelt werden, während ketogene Aminosäuren hauptsächlich zu Acetyl-CoA und dann zu Ketonkörpern umgesetzt werden. Die einzigen rein ketogenen Aminosäuren sind **Leucin** und **Lysin**. Vier Aminosäuren, **Isoleucin**, **Phenylalanin**, **Tyrosin**, und **Tryptophan**, sind in der Lage, sowohl zur Ketogenese als auch zur Gluconeogenese beizutragen. Alle anderen Aminosäuren tragen überwiegend zur Gluconeogenese bei und werden daher als glucogen bezeichnet. Dies ist in Abb.3.17 zusammengefasst.

Zur Erinnerung, der **Aspartat-Argininosuccinat-Shunt**, dargestellt in Abb.3.13, verbindet den Harnstoffzyklus und den TCA-Zyklus. Fumarat, das durch Argininosuccinat-Lyase im

Katabolismus der Kohlenstoffskelette

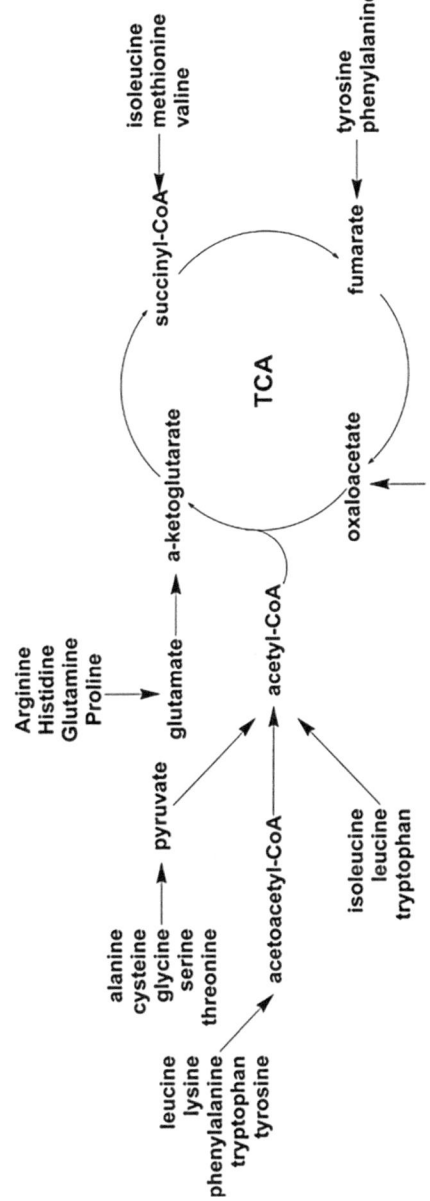

Abb. 3.17 Der Katabolismus von Aminosäureskeletten. Nach der Deaminierung werden die Kohlenstoffrückgrate der Aminosäuren in Acetyl-CoA oder Intermediäre des TCA-Zyklus umgewandelt

Harnstoffzyklus produziert wird, gelangt in den TCA-Zyklus, wo es schließlich in Oxalacetat umgewandelt wird. Oxalacetat wird wiederum durch Aspartat-Synthase in Aspartat umgewandelt, und dieses Aspartat wird dann von Argininosuccinat-Synthase im Harnstoffzyklus verwendet. Dieser Shunt verhindert die Anhäufung von Nebenprodukten des Harnstoffzyklus, die als Feedback-Inhibitoren wirken und die effiziente Entsorgung von Ammoniak verhindern.

Stoffwechseldefekte in den verschiedenen Katabolismuswegen führen zu einer Reihe von angeborenen Stoffwechselstörungen der Aminosäuren. Daher ist es sinnvoll, einige Schlüsselwege des Katabolismus zu betrachten und die Schlüsselenzyme zu lernen, deren Mutationen zu auffälligen Krankheiten führen.

Glycin wird durch **Glyoxylat-Reduktase/Hydroxypyruvat-Reduktase (GRHPR)**,ein Enzym, das Alanin zu Pyruvat umwandelt, zu Glyoxylat, der α-Ketosäure von Glycin, transaminiert. Dies ist eine Reaktion ähnlich der, die das ALT-Enzym katalysiert, das Glycin anstelle von Glutamat verwendet. Defekte in diesem Enzym führen zu **primärer Hyperoxalurie**, die mit der Bildung von Calciumoxalat-Nierensteinen (Nephrolithiasis) sowie Nephrokalzinose verbunden ist, was zu Nierenversagen und Bluthochdruck führt.

Cystein wird auf verschiedene Weisen metabolisiert. Ein häufiger Ausscheidungsweg beinhaltet den Metabolismus von Cystein zu Sulfat und Pyruvat. Cystein kann auch durch Oxidation von **Cystin-Reduktase** dimerisiert werden. Cystin ist einfach die Disulfid-verbundene Form von Cystein. **Cystinurie** ist ein Defekt im renalen proximalen Transporter für dibasische Aminosäuren, der zur Ausscheidung von Cystin, Lysin und Arginin im Urin führt. Cystin ist am wenigsten löslich und hat daher die Tendenz, im Verlauf dieser Krankheit **Cystin-Nierensteine** zu bilden, daher der Name der Krankheit.

Methionin wird zu Cystein und Succinyl-CoA metabolisiert, wie im Cystein-Syntheseweg in Abb.3.8 gezeigt. Defekte in diesem Weg können zu den Homocysteinurien führen, wie schon besprochen.

Tyrosin wird zu Fumarat, einem Zwischenprodukt im TCA-Zyklus, und Acetoacetyl-CoA, einem Ketonkörper, metabolisiert.

Dieser Prozess ist in Abb. 3.18 dargestellt. Daher ist dies eine der Aminosäuren, die sowohl ketogen als auch glucogen sind. Der Thyroxinring wird durch das Enzym **Homogentisat-Oxidase** abgebaut, und Mutationen in diesem Enzym führen zu **Alkaptonurie (Ochronose)**. Diese Krankheit resultiert aus der Anhäufung von Homogentisat, was **Arthritis** und eine Verfärbung des Bindegewebes verursacht. Der Urin wird bei Kontakt mit Luft dunkel, und dunkle Verfärbungen von Windeln waren, bevor Neugeborenenscreenings begannen, häufig das erste Symptom, um die Krankheit nach der Geburt zu erkennen. Weitere Tyrosinämie-Syndrome resultieren aus Defekten anderer Enzymen innerhalb des Stoffwechselwegs. Tyrosinämie Typ I ist ein Defekt in Fumarylacetoacetat-Hydrolase, der zu hohen Tyrosinspiegeln im Blut führt, was den **Tod durch Leberversagen auslösen kann**. Die Behandlung besteht in einer Diät mit niedrigem Tyrosin- und Phenylalaningehalt. Tyrosinämie Typ II (Richner-Hanhart-Syndrom) ist ein Defekt der Tyrosin-Aminotransferase. Neugeborenen-Tyrosinämie ist ein Defekt in p-Hydroxyphenylpyruvat-Hydroxylase.

Phenylalanin wird durch **Phenylalanin-Hydroxylase** zu Tyrosin metabolisiert, wie zuvor besprochen und in Abb. 3.9 gezeigt.

Prolin wird in zwei Schritten durch Ringspaltung und Oxidation zu Glutamat abgebaut, das dann weiter zu α-Ketoglutarat abgebaut wird. Mutationen in einem der beiden Schritte können zu schweren Störungen führen, die gemeinsam als **Hyperprolinämien** bekannt sind.

Verzweigtkettige Aminosäuren: Während der Abbau der meisten Aminosäuren hauptsächlich in der Leber stattfindet, erfolgt der Abbau von verzweigtkettigen Aminosäuren hauptsächlich in der Muskulatur. Der für den Abbau von verzweigtkettigen Aminosäuren verantwortliche verzweigtkettige α-Ketosäure-Dehydrogenase-Komplex wird hauptsächlich in der Muskulatur und in geringem Maß in der Leber exprimiert. Ein Schema des Abbaus von verzweigtkettigen Aminosäuren ist in Abb. 3.19 dargestellt. Nacheinander werden sie transaminiert, decarboxyliert, durch Coenzym A aktiviert und schließlich dehydriert, damit Moleküle entstehen, die weiter metabolisiert werden können. Das durch diesen

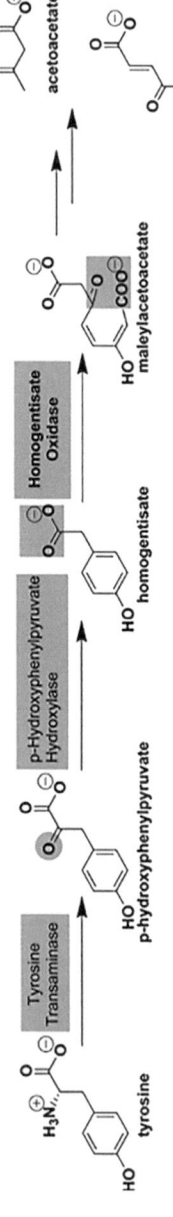

Abb. 3.18 Tyrosin wird zu Fumarat und Acetoacetat abgebaut. Defekte in der Homogentisat-Oxidase verursachen Alkaptonurie (Ochronose)

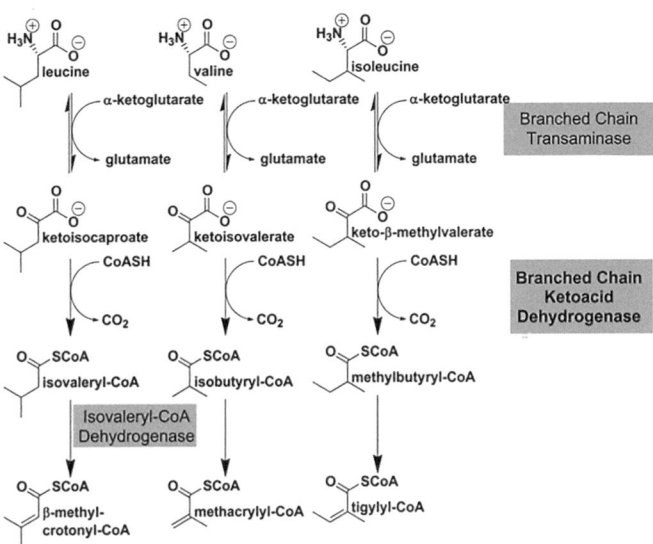

Abb. 3.19 Abbau von verzweigtkettigen Aminosäuren. Defekte in der verzweigtkettigen α-Ketosäure-Dehydrogenase führen zur Ahornsirup-Urinkrankheit

Prozess erzeugte Glutamat wird über den zuvor besprochenen Glutamatzyklus zur Leber transportiert, um dort Ammoniak zu liefern. **Ahornsirup-Urinkrankheit** (Leuzinose) ist ein Defekt im **α-Keto-Decarboxylase-Komplex**, der zu Hirnschäden und frühem Tod führt. Die Behandlung muss die Aufnahme von Leucin, Isoleucin und Valin begrenzen. **Merkhilfe: Ich L**iebe **V**ermont **A**hornsirup – die drei Aminosäuren, die in der Diät begrenzt werden müssen. **Intermittierende verzweigtkettige Ketonurie** ist ein weiterer Defekt im α-Keto-Decarboxylase-Komplex, der zu milderen Symptomen führt als die Ahornsirup-Urinkrankheit. **Isovalerianazidämie** ist ein Defekt der Isovaleryl-CoA-Dehydrogenase (katalysiert den letzten Schritt im Metabolismus von Leucin), der mit Erbrechen, Azidose und Koma bei übermäßiger Proteinaufnahme einhergeht. Die Behandlung besteht darin, die Leucinaufnahme zu begrenzen.

Insulin und Glukagon im Aminosäurestoffwechsel

Aminosäuren aus der Nahrung stimulieren die Freisetzung von sowohl Insulin als auch Glukagon aus den Pankreasinseln. Insulin und Glukagon sind wichtige Regulatoren der Aminosäureaufnahme und des Stoffwechsels in den Geweben, was erneut die Rolle dieser Hormone als panmetabolische Wirkstoffe betont. Insulin induziert die Aufnahme von Aminosäuren durch periphere Gewebe wie Muskeln, wo sie für den Anabolismus verwendet werden, während Glukagon hauptsächlich die Aufnahme von Aminosäuren durch die Leber stimuliert, wo sie für die Gluconeogenese verwendet werden. In Fastenzuständen dominiert der Glukagon-Signalweg, und Glukagon induziert die Freisetzung von Aminosäuren aus peripheren Geweben wie Muskeln und deren anschließende Aufnahme durch die Leber für die Gluconeogenese.

Porphyrinsynthese und die Porphyrien

Häm ist die zentrale Komponente mehrerer Proteine, einschließlich Hämoglobin und Myoglobin, und ist zentral für ihre Sauerstofftransportkapazität. Häm besteht aus einem Porphyrinring und einem Eisen-Ion (Fe^{2+}), wie in Abb. 3.20 dargestellt. Häm wird aus **Glycin** und **Succinyl-CoA** synthetisiert. Defekte in der Häm-Synthese führen zu den Porphyrien, die durch **Photosensibilität, schmerzenden Unterleib, rosafarbenen Urin, Polyneuropathie, psychologische Störungen** und **schwere Entstellung** gekennzeichnet sind, die physiologische Grundlage dieser Symptome ist in Abb. 3.21 schematisiert. Die spezifische Natur jeder Porphyrie ist auch in Tab. 3.1 angegeben. **Sie sollten vertraut sein mit <u>Porphyria cutanea tarda</u> und <u>akuter intermittierender Porphyrie</u>. Blei kann <u>Ferrochelatase</u> und <u>ALA-Dehydratase</u> hemmen, was zu einem erworbenen Porphyrie-Phänotyp führt.**

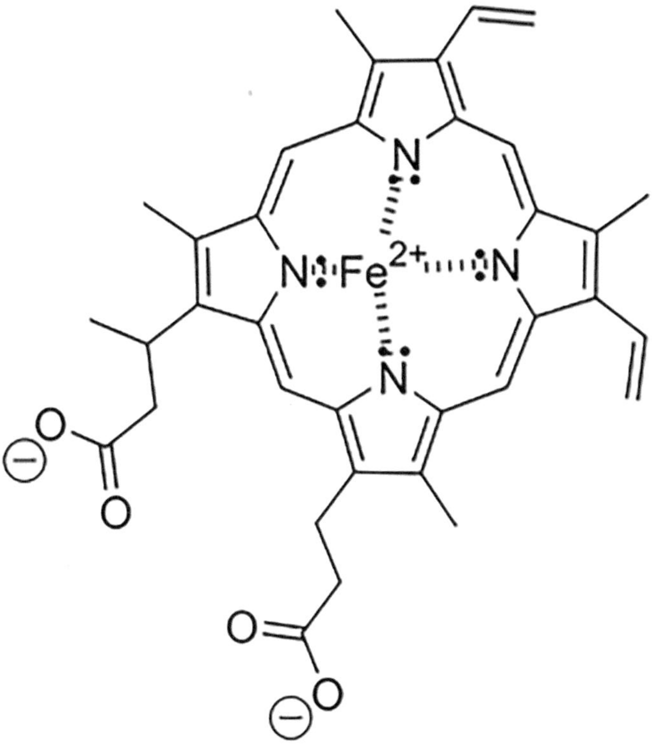

Abb. 3.20 Häm B, bestehend aus einem Eisenatom innerhalb eines Porphyrinrings

Hämoglobin

Häm besteht aus einem Porphyrinring, der ein Ion von zweiwertigem Eisen (Fe^{2+}) chelatiert. Diese Häm-Einheit ist in der Hämoglobin-Untereinheit enthalten. Vier Hämoglobin-Untereinheiten (2 α und 2 β) bilden HbA (das adulte Hämoglobin). Fetales Hämoglobin besteht aus 2 α- und 2 γ-Untereinheiten. Myoglobin ist ein monomeres Protein, das ein einzelnes Häm enthält.

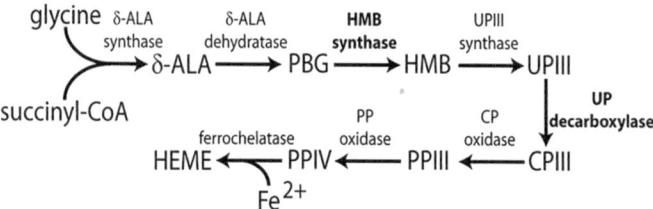

Abb. 3.21 Hämsynthese. Häm wird in acht Schritten aus Glycin und Succinyl-CoA synthetisiert. Glycin und Succinyl-CoA werden zunächst durch δ-ALA-Synthase zu δ-ALA kondensiert. δ-ALA wird dann durch δ-ALA-Dehydratase in Protoporphyrinogen (PBG) umgewandelt. PBG wird durch HBM-Synthase in Hydroxymethylbilan (HMB) umgewandelt. HMB wird dann durch UPIII-Synthase zu Uroporphyrinogen III (UPIII) umgesetzt. UPIII wird wiederum durch UP-Decarboxylase zu Coproporphyrinogen III (CPIII) umgesetzt. CPIII wird durch CP-Oxidase in Protoporphyrinogen III (PPIII) umgewandelt, und PPIII wird durch PP-Oxidase in PPIV umgewandelt. Schließlich wird PPIV durch Ferrochelatase mit Eisen zu Häm chelatiert

Tab. 3.1 Die Porphyrien

Krankheit	Vererbung	Mangel	Symptome
X-gebundene sideroblastische Anämie	X-gebunden rezessiv	δ-ALA-Synthase	Sideroblastische Anämie
δ-ALA-Dehydratase-Mangel	AR	δ-ALA-Dehydratase	Bauchschmerzen
			Psychiatrische Symptome
			*Blei hemmt auch die δ-ALA-Dehydratase; Bleivergiftung zeigt ähnliche Symptome
Akute intermittierende Porphyrie	AD	HMB-Synthase (PBG-Deaminase)	Bauchschmerzen
			Psychiatrische Symptome

(Fortsetzung)

Hämoglobin

Tab. 3.1 (Fortsetzung)

Krankheit	Vererbung	Mangel	Symptome
Kongenitale erythropoetische Porphyrie	AR	Uroporphyrinogen-III-Synthase (UPIII-Synthase)	Bauchschmerzen
			Periphere Neuropathie
			Psychiatrische Symptome
			Tachykardie
Porphyria cutanea tarda	AD	Uroporphyrinogen-Decarboxylase (UP-Decarboxylase)	Lichtempfindlichkeit
			Hautbläschen, Bullae
Hereditäre Koproporphyrie	AD	Koproporphyrinogen-Oxidase (CP-Oxidase)	Lichtempfindlichkeit
			Bauchschmerzen (Kolik)
Variegata-Porphyrie	AD	Protoporphyrinogen-Oxidase (PP-Oxidase)	Lichtempfindlichkeit
			Entwicklungsverzögerung
Erythropoetische Protoporphyrie	AD	Ferrochelatase	Lichtempfindlichkeit
			Hautbläschen, Bullae
			Gallensteine, Leberfunktionsstörungen

*Stoffwechselkrankheiten des Porphyrin-Stoffwechsels

Methämoglobinämie entsteht, wenn das zweiwertige Eisen (Fe^{2+}) im Zentrum der Häm-Einheit zu dreiwertigem Eisen (Fe^{3+}) oxidiert wird. Fe^{3+} ist nicht in der Lage, O_2 zu binden, und daher wird das Hämoglobin funktionsunfähig. Innerhalb normaler Erythrozyten reduziert **NADH-Cytochrom-b_5Reduktase** normalerweise jedes Fe^{3+} zurück zu Fe^{2+}, wodurch die Anhäufung von dreiwertigem Eisen verhindert wird. **Angeborene Methämoglobinämie** kann durch Defekte in diesem Enzym entstehen. Erworbene Methämoglobinämie kann durch bestimmte Medikamente, einschließlich Nitrate, die Eisen oxidieren, auftreten. Das charakteristische Symptom ist **Schokoladenzyanose**, bei der die Haut eine bräunlich-blaue Farbe annimmt. Weitere Symptome sind Angst, Kopfschmerzen und Kurzatmigkeit (Dyspnoe). Die Behandlung besteht in der Verabreichung von **Methylenblau**, das Fe^{3+} zurück zu Fe^{2+} reduziert.

Porphyrinabbau

Erythrozyten werden ungefähr alle 100–120 Tage ersetzt. Als Teil dieses Prozesses muss das Hämoglobin abgebaut werden. **Makrophagen des retikuloendothelialen Systems** katalysieren die Bildung von **Bilirubin** aus dem Porphyrinring. Konkret wird (1) Porphyrin zuerst zu **Biliverdin** durch das **mikrosomale Häm-Oxygenase-System** umgewandelt. Dann wird (2) Biliverdin wird zu **Bilirubin** durch **Biliverdin-Reduktase** umgesetzt. Bilirubin wird dann zur Leber transportiert, wo es an **Glucuronsäure** konjugiert wird, um seine Löslichkeit zu erhöhen, und dann mit der **Galle** ausgeschieden wird. Defekte in der Leberkonjugation und -ausscheidung führen zu einer Vielzahl von Krankheiten (**Crigler-Najjar-Syndrom, Gilbert-Syndrom, Dubin-Johnson-Syndrom, Rotor-Syndrom** usw.), die im Detail in Kursen zur gastrointestinalen Pathophysiologie behandelt werden.

Wichtige Krankheiten des Aminosäurestoffwechsels

Wichtige Stoffwechselkrankheiten

Hepatische Enzephalopathie: Leberversagenführt zur Anhäufung von Toxinen (Ammoniak), Gehirnfunktionsstörungen (Enzephalopathie), Kwashiorkor – ein Zustand des Proteinmangels, der Ödeme, Anämie und Steatose (Fettleber) nach sich zieht.

Marasmus:Ein Zustand allgemeinen Kalorienmangels, der zu Muskelabbau und Ödemen führt.

Einige wichtige Enzymdefekte im Aminosäurestoffwechsel

Homocysteinurie: Mangel an Cystathionin-β-Synthase, resultiert in der Anhäufung von Homocystein
Phenylketonurie: Mangel an Phenylalanin-Hydroxylase, führt zur Anhäufung von Phenylalanin

Die Defekte des Harnstoffzyklus

Alkaptonurie: Mangel an Homogentisat-Oxidase führt zur Anhäufung von Homogentisat, einem Metaboliten der Tyrosin-Ahornsirup-Urinkrankheit – Mangel an der verzweigtkettigen Ketosäure-Dehydrogenase bewirkt die Anhäufung von toxischen Nebenprodukten des verzweigtkettigen (Valin, Leucin, Isoleucin) Aminosäure-Katabolismus.

Die Porphyrien

Dies wird im Abschnitt „Porphyrinsynthese und die Porphyrien" besprochen.

# Nukleotidstoffwechsel

Biologisch wichtige Nukleotide

Ein Nukleotid besteht aus drei Komponenten: einer stickstoffhaltigen Base, einem Pentosezucker und einer Phosphatverbindung. Die stickstoffhaltigen Basen umfassen zwei Kategorien: Purine, die aus zwei aromatischen Ringe bestehen, und Pyrimidine, die nur einen aromatischen Ring haben. Die Pentosezucker, die für die biologische Nukleotidsynthese verwendet werden, umfassen Ribose in RNA und Desoxyribose in DNA, und diese sind in Abb. 4.1 dargestellt. Schließlich werden Phosphate an die Zucker angehängt. Phosphate können an die freien 2′-, 3′- oder 5′-Positionen der Zucker angefügt werden. Zusätzlich können mehrere Phosphate an den Zucker kondensiert werden, wie bei ATP, das drei Phosphate hat, die in einer Kette an die 5′-Position angehängt sind. Nukleoside sind Nukleotide ohne Phosphat, das heißt nur die stickstoffhaltige Base und ein Pentosezucker.

Die Stuukturen der wichtigen stickstoffhaltigen Basen Adenin (A), Guanin (G), Cytosin (C), Uracil (U) und Thymin (T) sind in Abb. 4.1 dargestellt. Uracil findet man normalerweise nur in Ribonukleinsäuren, während Thymin nur in Desoxyribonukleinsäuren vorkommt. In Nukleosidform werden diese als Adenosin, Guanosin, Cytidin, Uridin und Thymidin bezeichnet. **Ribonukleotide** enthalten den Zucker Ribose und sind wichtig für die RNA-Synthese (mRNA, rRNA, tRNA). In ihrer Triphosphatform dienen die Ribonukleotide auch als hochenergetische Speicher-

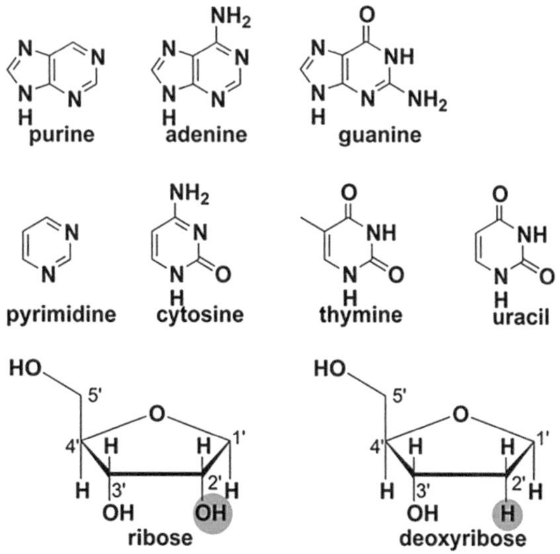

Abb. 4.1 Die Strukturen der wichtigen stickstoffhaltigen Basen und Pentosezucker, die in Nukleotiden gefunden werden

moleküle (ATP, CTP, GTP und UTP) bei verschiedenen Reaktionen. Ribonukleoside und Ribonukleotide haben auch viele andere biologische Funktionen. Zum Beispiel sind Adenosin, ADP, cyclisches AMP (cAMP) und cyclisches GMP (cGMP) wichtige Signalmediatoren, ATP ist Vorläufer für die Bildung der Cofaktoren NADH, NADPH und FAD, und alle vier Nukleotide dienen als Substrate bei Phosphorylierungsreaktionen. **Desoxyribonukleotide** sind hauptsächlich wichtig für die DNA-Synthese und umfassen dATP, dCTP, dGTP und dTTP.

Nukleotide können zu Polymeren verknüpft sein. Als Teil des DNA- oder RNA-Rückgrats verknüpfen Phosphate über 3′–5′-**Phosphodiesterbindungen** die Pentosezucker miteinander. Es gibt auch andere Phosphodiesterbindungen. Zum Beispiel gibt es in der mRNA-Kappe eine 5′–5′-Phosphodiesterverbindung, und in einigen katalytischen RNAs gibt es eine 2′–5′-Verbindung. **Glykosidische Bindungen** verbinden eine Pentose mit einer stickstoffhaltigen Base, die stickstoffhaltigen

Purin-Nukleotid-Biosynthese

Abb. 4.2 Watson-Crick-Basenpaarung

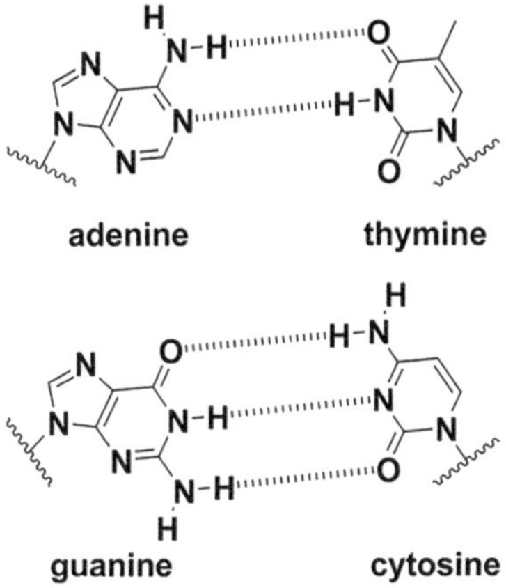

adenine — thymine

guanine — cytosine

Basen sind im Allgemeinen am 1'-Kohlenstoffatom der Pentose angehängt.

Nukleotidbasen sind in der Lage, Wasserstoffbrückenbindungen zu bilden, eine wichtige Eigenschaft für die Funktion sowohl von DNA als auch RNA. Adenin bildet zwei Wasserstoffbrückenbindungen mit Uracil und Thymin, während Guanin drei Wasserstoffbrückenbindungen mit Cytosin bildet, wie in Abb. 4.2 gezeigt. Durch die Muster der Wasserstoffbrückenbindungen werden Rillen in dem Makromolekül DNA erzeugt. Die Haupt- und Nebenrille werden aufgrund der Entfernung der Riboseringe an den Basenpaaren definiert. An die Hauptrille binden häufig Proteine, während an die Nebenrille häufiger kleine Molekülen binden. Es sind auch Nicht-Watson-Crick-Basenpaare erlaubt, sie sind wichtig für die Struktur vieler Nukleinsäuremakromoleküle.

Purin-Nukleotid-Biosynthese

Alle Purine können biosynthetisiert werden. Purinewerden hauptsächlich in sich schnell teilenden Zellen wie in hämatopoetischen Zellen und Tumoren und zu einem gewissen Grad in Hepatozyten de novo synthetisiert. Ruhende Zellen verwenden Purine typischerweise durch einen Prozess wieder, der als Salvage bekannt ist, der später diskutiert wird. *Es ist wesentlich, diesen Unterschied zu verstehen und sich zu merken – Krebschemotherapeutika können die De-novo-Purinsynthese und letztendlich die DNA-Synthese hemmen und so selektiv Tumorzellen angreifen, während die meisten normalen Gewebe unberührt bleiben. Allerdings sind die Zellen des Immunsystems dabei stark betroffen, weshalb eine Immunsuppression eine häufige Nebenwirkung vieler Krebschemotherapeutika ist.*

Die Herkunft jedes Kohlenstoff- und Stickstoffatoms einer Purinbase bei der De-novo-Biosynthese ist in Abb. 4.3 schematisch dargestellt. Die Synthese, dargestellt in den Abb. 4.4 und 4.5, ist komplex und sicherlich keine, die Sie sich merken müssen, es sei denn, dieses Feld interessiert Sie besonders. Es gibt einige Schlüsselschritte, mit denen Sie vertraut sein sollten. Die Purinringe können von Grund auf synthetisiert werden. Das Ausgangsmaterial ist **Ribose-5′-monophosphat**. Dies wird zunächst in **Inosinmonophosphat** überführt, das dann entweder in **Guanosinmonophosphat** oder **Adenosinmonophosphat** umgewandelt wird. Die Synthese von Inosinmonophosphat ist in Abb. 4.4 dargestellt, während die verbleibende Synthese zu GMP und AMP in Abb. 4.5 skizziert ist.

Der erste Schritt ist die Aktivierung von Ribosemonophosphat durch Diphosphorylierung (Pyrophosphorylierung) zur Herstellung von Phosphoribosyldiphosphat (Phosphoribosylpyrophosphat, PRPP), die durch **PRPP-Synthase** katalysiert wird. Dies ist ein stark regulierter Schritt in der Purinbiosynthese und

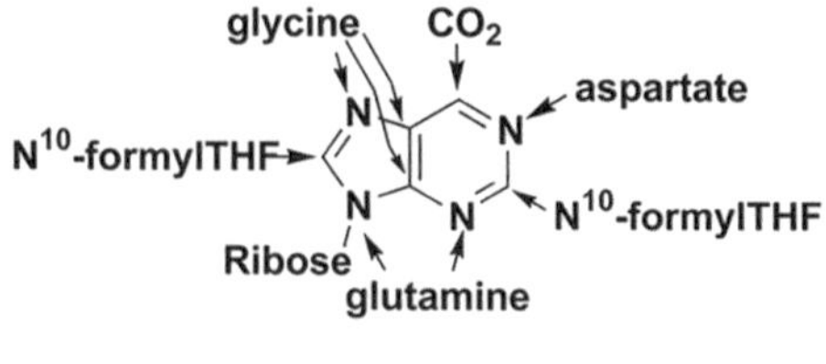

Abb. 4.3 Herleitung der Purinbase

Purin-Nukleotid-Biosynthese

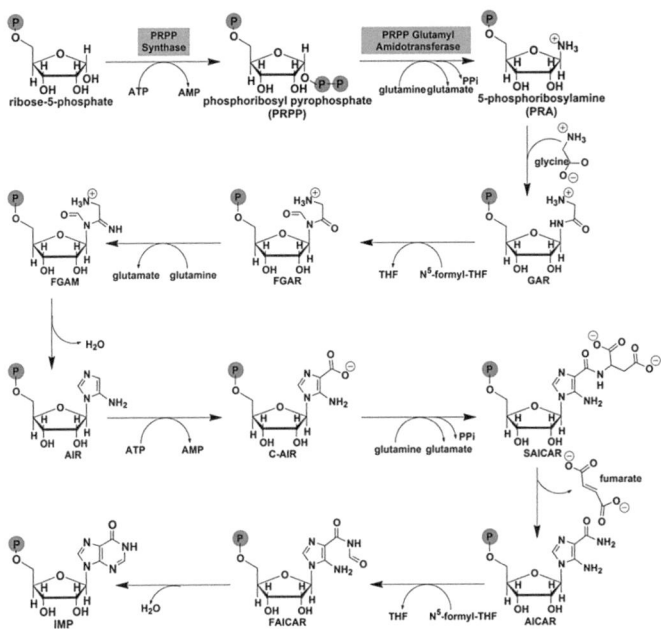

Abb. 4.4 Synthese von Inosinmonophosphat (IMP), dem gemeinsamen Vorläufer sowohl für AMP als auch GMP, von Ribose-5′-phosphat ausgehend

unterliegt wieder den grundlegenden Prinzipien der Substrataktivierung und Produktinhibition. **ATP** und **GTP** sind die Hauptinhibitoren dieses Enzyms, während **Phosphat** der Hauptaktivator ist. PRPP ist ein gemeinsamer Vorläufer sowohl für Purin- als auch für Pyrimidinnukleotide.

Der zweite Schritt ist die Umwandlung dieses aktivierten Phosphoribosyldiphosphats in **Phosphoribosylamin** durch Übertragung eines Amins von **Glutamin**, das wiederum in Glutamat umgewandelt wird. Dieser Schritt wird durch **PRPP-Glutamyl-Amidotransferase** katalysiert. Der Mechanismus dieser Reaktion liegt irgendwo zwischen einer echten S_N1- und einer echten S_N2-Reaktion, aber wichtiger ist, dass dies der **geschwindigkeitsbestimmende Schritt** und **erste festgelegte**

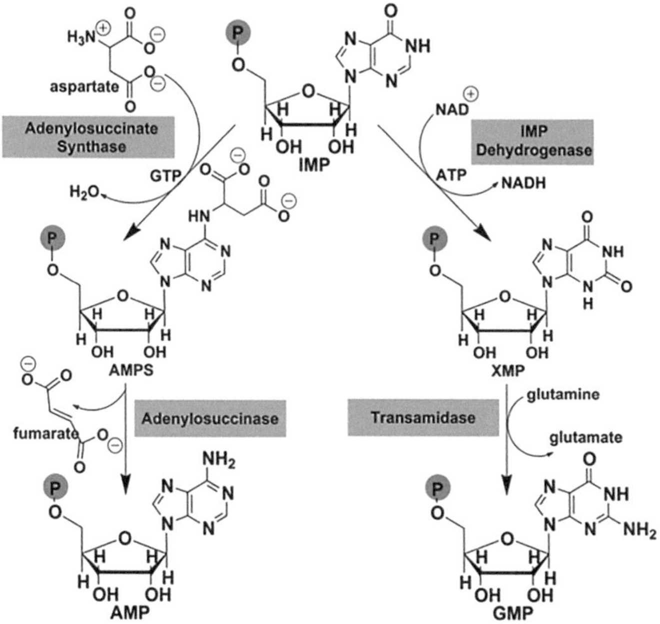

Abb. 4.5 Synthese von AMP und GMP aus IMP

Schritt der Purinbiosynthese ist. Dieser zweite Schritt ist als geschwindigkeitsbestimmender Schritt ebenfalls stark reguliert und wird durch IMP, GMP und AMP Feedback-inhibiert.

Danach wird Phosphoribosylamin in Inosinmonophosphat (IMP), den gemeinsamen Vorläufer sowohl der AMP- als auch der GMP-Synthese, umgewandelt. Dies ist ein komplexer Prozess, der ATP und Tetrahydrofolat (THF) benötigt.

Inosinmonophosphat (IMP) wird dann entweder in AMP oder GMP umgewandelt. **Beachten Sie hier, dass GTP für die AMP-Synthese benötigt wird, während ATP für die GMP-Synthese benötigt wird.** Daher werden Guaninnukleotide selektiv synthetisiert, wenn die ATP-Speicher gefüllt sind, während Adenosinnukleotide selektiv synthetisiert werden, wenn die GTP-Speicher gefüllt sind.

Regulation der De-novo-Purinbiosynthese

Wie Sie sehen können, ist die De-novo-Synthese ein umfangreicher und energieverbrauchender Prozess. Daher wird sie teleologisch stark reguliert, um unnötigen Energieverbrauch zu verhindern. PRPP-Synthase und PRPP-Glutamyl-Amidotransferase sind, wie oben diskutiert, stark reguliert. Insbesondere wird die PRPP-Synthase durch ATP und GTP gehemmt, während die PRPP-Glutamyl-Amidotransferase durch AMP, GMP und IMP gehemmt wird. Darüber hinaus hemmen AMP und GMP jeden Schritt des Weges. Das Gleichgewicht zwischen ATP und GTP wird ebenfalls stark reguliert. GTP ist für die ATP-Synthese notwendig, während ATP für die GTP-Synthese notwendig ist. ATP und GTP hemmen auch ihre eigenen Synthesen.

Chemotherapeutische Wirkstoffe, die Enzyme der Purinsynthese blockieren

Da die meisten normalen Gewebe sich fast ausschließlich auf Nukleotid-Salvagewege (Recyclingwege) verlassen, hemmen viele Krebschemotherapeutika die De-novo-Purinsynthese (und Pyrimidinsynthese) und letztlich die DNA-Synthese und zielen so selektiv auf Tumorzellen ab, während die meisten normalen Gewebe unberührt bleiben (das Immunsystem ist die bemerkenswerte Ausnahme und wird von vielen Chemotherapien stark beeinträchtigt).

1. **Mycophenolsäure** (meist als Mycophenolat-Mofetil verwendet) hemmt **IMP-Dehydrogenase**.
2. **6-Mercaptopurin** hemmt **IMP-Dehydrogenase** und **PRPP-Glutamyl-Amidotransferase**.
3. **Methotrexat**, ein häufig verwendetes Chemotherapeutikum, blockiert **Dihydrofolatreduktase**, das Enzym, das Dihydrofolat in Tetrahydrofolat umwandelt. Beachten Sie, dass **Folsäure** ein essenzieller Cofaktor für die Funktion von **Formyltransferase** ist. Diese katalysiert einen Schlüsselschritt in der Nukleotidsynthese, der blockiert wird, wenn die Tetrahydro-

folatspiegel durch Methotrexat reduziert werden. **Methotrexat blockiert sowohl die Purin- als auch die Pyrimidinbiosynthese.**

Purinrecycling

Zusätzlich zur De-novo-Biosynthese von Purinen können Purinnukleotide auch aus vorgebildeten Purinen, Adenin, Guanin und Hypoxanthin, synthetisiert werden. Wir nehmen große Mengen an DNA und RNA mit unserer Nahrung auf, und dies ist ein Mechanismus, durch den Nukleotide aus der Nahrung gerettet und für anabole Prozesse genutzt werden können. DNA und RNA aus unserer Nahrung werden zunächst durch Enzyme des Pankreas und der Enterozyten zu Pentosezuckern und stickstoffhaltigen Basen abgebaut. Von dort aus können die Basen ins Recycling einfließen, sodass neue Nukleotide einfach durch die Bildung neuer glykosidischer Bindungen erzeugt werden.

Adenin-Phosphoribosyltransferase (APRT) katalysiert die Addition von Adenin zu **PRPP**, aus dem AMP gebildet wird, wie in Abb. 4.6 gezeigt.

Hypoxanthin-Guanin-Phosphoribosyltransferase (HGPRT) katalysiert die Addition von Guanin zu PRPP, bei der GMP gebildet wird, oder von Hypoxanthin zu PRPP, bei der IMP gebildet wird, wie in Abb. 4.6 gezeigt. Ein Mangel an **HGPRT** verursacht das **Lesch-Nyhan-Syndrom 1**, eine X-chromosomal vererbte Störung. Dies führt zur Unfähigkeit, Guanin-Nukleotide und Inosin-Nukleotide wiederzuverwenden, was die Anhäufung von Guanin und Hypoxanthin nach sich zieht, die in den Purinabbauweg gelangen. Dadurch wird übermäßig viel **Harnsäure (Urat) gebildet**, das Produkt des Purinabbaus, das sich in Gelenken und Geweben ansammeln und Gicht verursachen kann (im Folgenden besprochen) und auch im Urin ausfallen und Nierensteine verursachen kann. Symptome der Krankheit umfassen **Motorikstörungen, kognitive Defizite** und _am auffälligsten, Verhaltensstörungen, wie Selbstverstümmelung (Beißen der Lippen, Finger, Arme usw.)._

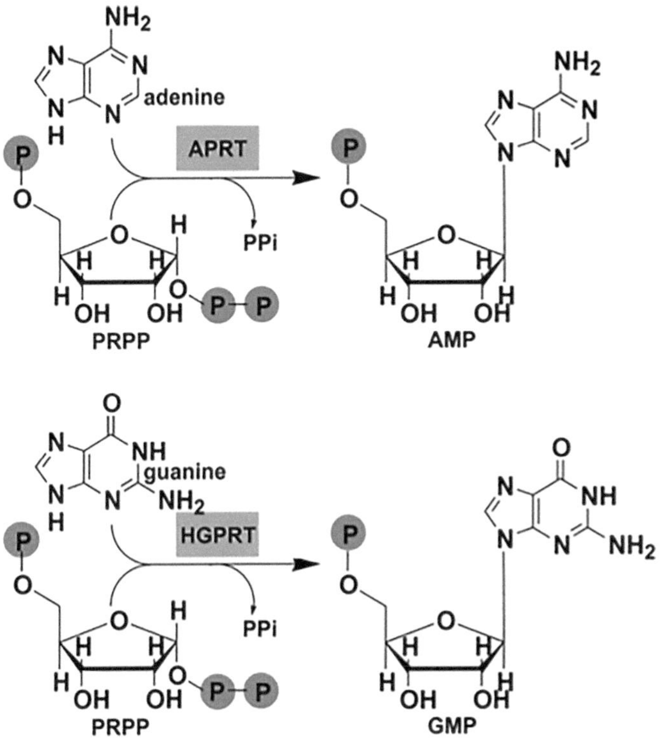

Abb. 4.6 Purinrecycling

Synthese von Desoxyribonukleotiden

Desoxyribonukleotide werden aus Ribonukleotiden durch das Enzym **Ribonukleotid-Reduktase** gebildet, wie in Abb. 4.7 gezeigt. Dieses Enzym benötigt **Thioredoxin**, ein Sulfoprotein, das an Redoxreaktionen teilnehmen kann, ähnlich wie NADH, NADPH und FAD. Das Enzym wird auch durch **dATP** Feedback-inhibiert und ist stark reguliert. Die Aktivität der Ribonukleotid-Reduktase wird im Allgemeinen nur während der S-Phase der Mitose hochreguliert, um den dNTP-Pool bei Be-

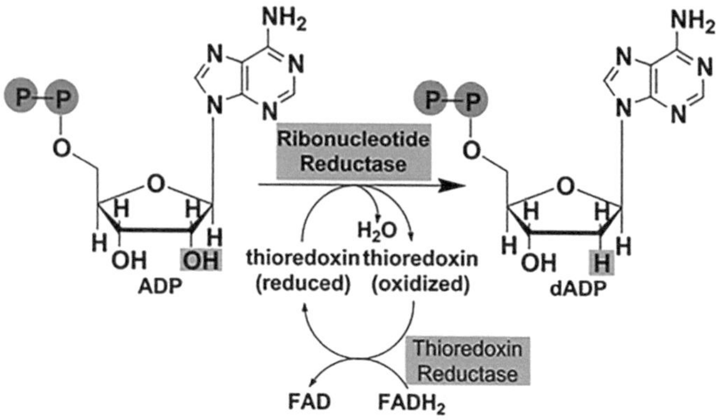

Abb. 4.7 Synthese von Desoxyribonukleotiden

darf zu erhöhen. Wichtig ist auch, dass dieses Enzym durch Hydroxyharnstoff gehemmt wird, der das aktive freie Tyrosin-Radikal inaktiviert. Hydroxyharnstoff hemmt somit die DNA-Synthese in sich schnell teilenden Tumorzellen und wird als Chemotherapeutikum bei bestimmten Krebsarten eingesetzt.

Purinabbau: Die Produktion von Harnsäure

Die Essenz des Purinabbausist einfach und ist in Abb. 4.8 dargestellt. Die Leber ist im Grunde das einzige Organ im Körper, das den Purinabbau durchführt.

1. AMP und GMP werden zu den freien Nukleosiden Adenosin und Guanosin dephosphoryliert.
2. Adenosin wird dann durch **Adenosin-Deaminase** zu Inosin deaminiert.
3. Anschließend werden Inosin und Guanosin deribosyliert, wodurch die freien Basen Hypoxanthin und Guanin sowie freies Ribose-1-phosphat entstehen.
4. Hypoxanthin wird durch **Xanthin-Oxidase** zu Xanthin umgewandelt.

Purinabbau: Die Produktion von Harnsäure

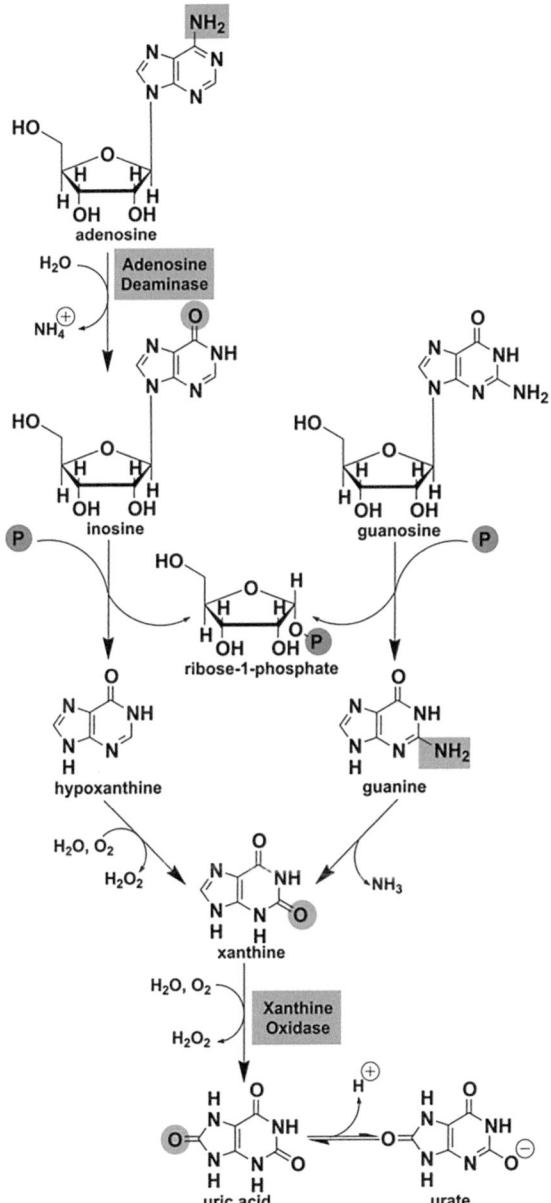

Abb. 4.8 Katabolismus der Purinnukleotide zu Harnsäure

5. Guanin wird zu Xanthin deaminiert.
6. Xanthin wird durch **Xanthin-Oxidase** zu **Harnsäure (Urat)** umgewandelt.

Adenosin-Deaminase-Mangel führt zu **schwerem kombiniertem Immundefekt (SCID)**, da eine übermäßige Anhäufung von ATP die Guaninnukleotidsynthese und das -recycling hemmt und auch die Ribonukleotid-Reduktase inhibiert. Dies hindert die DNA-Synthese, was zu einem allgemeinen Mangel an allen Immunzellen führt. Immunzellen sind besonders betroffen, da sie zu den sich am schnellsten teilenden Zellen im Körper gehören. *Bemerkenswert ist, dass dies die erste Krankheit war, die durch experimentelle Gentherapie behandelt wurde.*

Harnsäure ist relativ wasserunlöslich. Harnsäure wird letztendlich sowohl über den Urin (65 %) als auch die Galle (35 %) ausgeschieden. Normale Harnsäurewerte im Blut liegen bei 4–6 mg/dL. Hyperurikämie wird diagnostiziert, wenn die Harnsäurewerte bei Männern >7 mg/dL und bei Frauen >6 mg/dL betragen.

Harnsäurepools

Es gibt mehrere Quellen von Nukleotiden und/oder Harnsäure, aus denen schließlich durch Purinabbau Harnsäure entstehen kann. Diese Pools umfassen die De-novo-Synthese, die Nahrung, das Purinrecycling und die Harnwiederaufnahme. In all diese kann im Kontext von Gicht, der Ansammlung von überschüssiger Harnsäure im Körper, eingegriffen werden, wie unten gezeigt:

De-novo-Synthese – Xanthinoxidase-Inhibitoren
Über Nahrung aufgenommene Purine – niedriger Purin- oder niedriger Alkoholkonsum
Recycling – Gentherapie für HGPRT (?)
Harnwiederaufnahme – Hemmung der renalen Transporter

Ursachen von Hyperurikämie

Angeborene Stoffwechselstörungen 1: Störungen des Purinstoffwechsels wie Hypoxanthin-Guanin-Phosphoribosyltransferase- (HGPRT-)Mangel (**Lesch–Nyhan-Syndrom**) und Überaktivität der Phosphoribosyldiphosphat- (PPRP-)Synthase sind bekannte angeborene Stoffwechselstörungen, die zu Hyperurikämie führen und als genetische Ursachen von Gicht beim Menschen bekannt sind.

Ernährungsbedingte Ursachen von Hyperurikämie: Der Überschuss an Harnsäure kann auf eine erhöhte Aufnahme von Lebensmitteln zurückzuführen sein, die reich an Purinen sind (Fleisch, Meeresfrüchte, Bohnen usw.). Auch Alkoholkonsum kann den Harnsäurespiegel erhöhen (sowohl durch Überproduktion als auch durch Unterexkretion von Harnsäure) und die Wahrscheinlichkeit eines Gichtanfalls erhöhen.

Exkretorische Ursachen von Hyperurikämie: Eine verminderte renale Ausscheidung aufgrund von Nierenversagen kann eine Hauptursache für Hyperurikämie sein.

Pathophysiologie und klinische Manifestationen von Gicht

Gicht wird durch die Ansammlung von Harnsäure im Körper (Hyperurikämie) verursacht. Die hohen Harnsäurespiegel führen über die Zeit zu Ablagerungen in den Gelenken und können nadelförmige Kristalle bilden. Wenn sich diese Kristalle in den Gelenkkapseln ansammeln, aktivieren sie das Komplementsystem. Dies führt zur Phagozytose der Kristalle durch Makrophagen, aber vielleicht noch wichtiger ist die Rekrutierung von Neutrophilen in die Synovialis. Die Neutrophilen wiederum setzen eine Vielzahl von entzündlichen Faktoren frei, die Schmerzen verursachen und auch Gewebe- und Knorpelzerstörung bewirken. Andere Orte der Harnsäureansammlung sind die Haut (Tophi,

klassischerweise am großen Zeh oder Ohr gefunden) oder in der Niere als Nierensteine.
Gicht wird normalerweise in vier Phasen unterteilt:

1. Asymptomatische Hyperurikämie
2. Akuter Gichtanfall aufgrund der Ansammlung von ausreichend Kristallen in den Gelenken (diese lösen sich aus unbekannten Gründen spontan über Stunden bis Tage auf). Bei 50 % der Patienten tritt dies zuerst am großen Zeh auf (erstes Metatarsophalangealgelenk).
3. Interkritischer Zeitraum zwischen den Anfällen
4. Chronische Gicht aufgrund der Zerstörung des Gelenks und chronischer Entzündungsprozesse

Behandlung

Management des Lebensstils: Diätetische Einschränkungen bei Lebensmitteln mit hohem Puringehalt (Eier, Milchprodukte und Kartoffeln sind Lebensmittel mit niedrigem Puringehalt), Vermeidung/Einschränkung des Alkoholkonsums, Aufrechterhaltung der Hydratation und regelmäßige Nahrungsaufnahme.

Akute Gicht: Die Behandlung der Gichtanfälle, sobald sie aufgetreten sind, konzentriert sich hauptsächlich auf die Reduzierung der schmerzhaften Entzündungsprozesse.

1. **NSAIDs** reduzieren akut Schmerzen und Entzündungen im Gelenk, indem sie die Cyclooxygenase-Wege hemmen und darüber die Prostaglandinsynthese.
2. **Colchicin** <u>bindet an Tubulin und blockiert die durch Mikrotubuli vermittelte Zellbeweglichkeit</u> (wie die Diapedese von Neutrophilen) und Zellteilung beide Prozesse erfordern die Depolymerisation und Repolymerisation von Mikrotubuli). Dies reduziert die Entzündungsreaktion, indem es die Fähigkeit von Immunzellen wie Neutrophilen einschränkt, in das Synovium einzudringen.
3. **Glucocorticoide** hemmen potent die Phospholipase A_2 durch die Generierung von Lipocortinen, wodurch die Produktion

von Eicosanoiden blockiert und Schmerzen und Entzündungen reduziert werden.

Chronische Gicht: Die Behandlung der chronischen Gicht konzentriert sich hauptsächlich auf die Reduzierung der Produktion von Harnsäure durch gezielte Beeinflussung von Purinsynthese, -recycling und -abbauwegen.

1. **Probenecid** hemmt die Harnsäurerückresorption in den proximalen Tubuli der Niere und erhöht die Ausscheidung von Harnsäure. Probenecid kann zur Bildung von Harnsäure-Nierensteinen prädisponieren.
2. **Allopurinol** ist ein Analogon von Xanthin. Allopurinol wird von **Xanthinoxidase** zu Oxypurinol (Alloxanthin) oxidiert, das dann dieses Enzym, **Xanthinoxidase**, effizient hemmt. Dies führt zur Anhäufung von Hypoxanthin im Blut. Da Hypoxanthin viel besser wasserlöslich ist als Harnsäure, wird es leicht ausgeschieden, und hohe Konzentrationen sind nicht gefährlich.
3. **Uricase**: Andere Säugetiere als der Mensch und auch weitere Organismen verfügen über Uricase, die Harnsäure abbaut und Gicht verhindert. **Rasburicase**, eine rekombinante *Aspergillus*-Uricase, ist nun in den USA zugelassen. Sie kann zur Vorbeugung von Gicht eingesetzt werden, da sie Harnsäure zu **Allantoin**, einer wasserlöslichen Verbindung, abbaut, die frei im Urin ausgeschieden wird.

Pyrimidinbiosynthese

Im Gegensatz zur Purinbiosynthese, bei der der Purinring auf dem Ribosezucker aufbauend synthetisiert wird, werden Pyrimidinringe zunächst synthetisiert und dann ribosyliert. Die Herkunft der Atome von Pyrimidinen ist in Abb. 4.9 schematisch dargestellt und die Pyrimidinsynthese selbst ist in Abb. 4.10 gezeigt.
   Der erste Schritt in der Pyrimidinbiosynthese ist die Bildung von **Carbamoylphosphat**. Klingt bekannt? Ja – dies ist die glei-

Abb. 4.9 Herkunft der Pyrimidinbasen

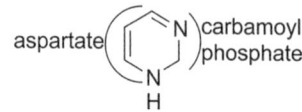

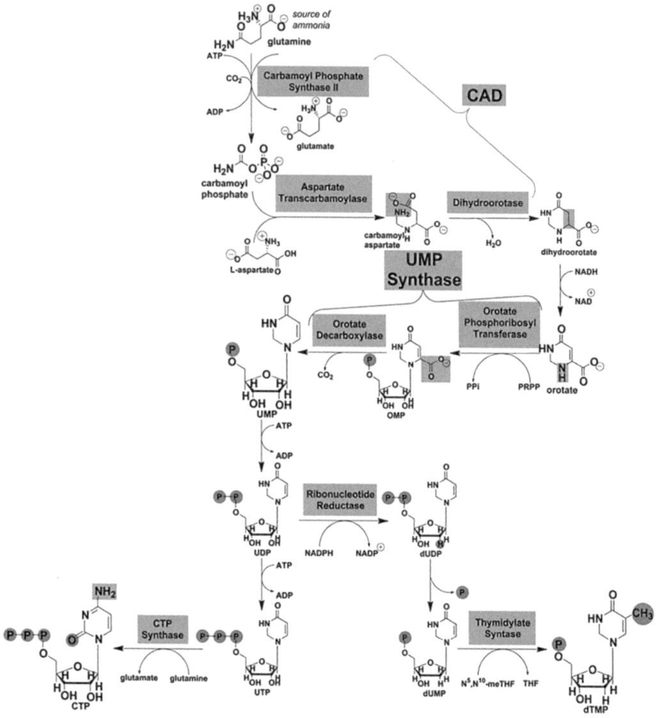

Abb. 4.10 Biosynthese der Pyrimidinnukleotide. UDP wird aus Carbamoylphosphat synthetisiert und dient als gemeinsamer Vorläufer sowohl für Cytidin- als auch für Thymidin-Nukleotide. UDP wird dann in zwei Schritten entweder zu CTP oder dTMP umgewandelt, wie oben gezeigt

che Reaktion wie der erste Schritt im Harnstoffzyklus. Allerdings wird dies hier durch **Carbamoylphosphat-Synthase II (CPSII)** katalysiert. **CPSI** (das Enzym im Harnstoffzyklus) befindet sich in den Mitochondrien, während **CPSII** (das Enzym, das an der Pyrimidinbiosynthese beteiligt ist) sich im Zytosol befindet. *Somit findet die Carbamoylphosphat-Synthese sowohl in den Mitochondrien als auch im Zytosol durch separate Enzyme und für die Verwendung in verschiedenen Prozessen statt!* CPSII wird nicht durch N-Acetylglutamat reguliert, wie es bei CPSI der Fall ist.

Carbamoylphosphat wird dann durch Aspartat-Transcarbamoylase in Carbamoylaspartat umgewandelt, und Carbamoylaspartat wird durch Dihydroorotase in Dihydroorotat umgewandelt. Diese drei Enzyme, CPSII, Aspartat-Transcarbamoylase und Dihydroorotase, sind alle Domänen eines einzigen Proteins, das nach den ersten Buchstaben jedes enzymatischen Bereichs als CAD bekannt ist. Dihydroorotat wird dann in Orotat umgewandelt, den gemeinsamen Vorläufer aller Pyrimidine.

Uridinmonophosphat- (UMP-)Synthase wandelt dann Orotat in UMP um. UMP-Synthase ist ein bifunktionelles Enzym, das zwei Subenzyme enthält, Orotat-Phosphoribosyltransferase und Orotidylsäure-Decarboxylase. Mutationen in der UMP-Synthase führen zu **Orotsäureurie**, deren Hauptsymptome (einschließlich schlechtem Wachstum und megaloblastischer Anämie) aus der Unfähigkeit resultieren, Pyrimidinnukleotide zu produzieren.

UMP wird dann in CTP und TMP umgewandelt. Wichtig ist, dass die Synthese von TMP **Tetrahydrofolat** erfordert und durch **Thymidylat-Synthase** katalysiert wird.

Regulation der Pyrimidinbiosynthese

Die Pyrimidinsynthese wird auf der Ebene von CPSII reguliert. UTP ist ein kompetitiver Inhibitor von CPSII. Es bindet an die ATP-Bindungsstelle, fungiert aber nicht als Phosphatdonor. PRPP hingegen aktiviert CPSII und zeigt uns erneut das Konzept der Produktinhibition und Substrataktivierung. Das Pyrimidinrecycling erfolgt in zwei Schritten, wie in Abb. 4.11 gezeigt. Zuerst werden Pyrimidinbasen mit Ribose-1-phosphat durch **Nukleosid-Phosphorylase** zu einem Pyrimidinnukleosid kombiniert. Diese Nukleoside werden dann an der 5′-Position

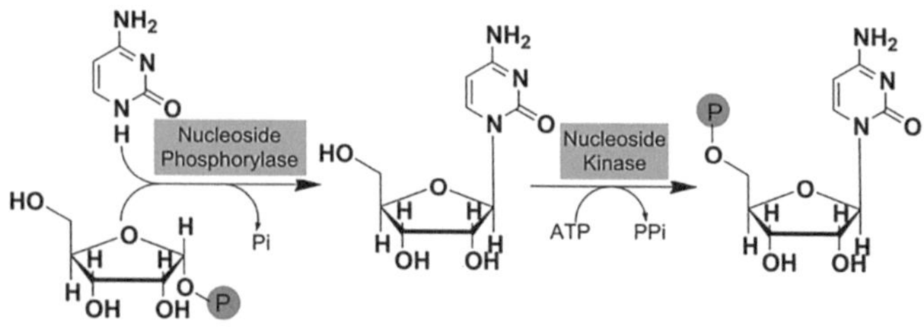

Abb. 4.11 Das Pyrimidinrecycling erfolgt im Gegensatz zum Purinrecycling in zwei unterschiedlichen Schritten

durch **Nukleosid-Kinase** phosphoryliert, es entstehen Pyrimidinnukleotide. Beachten Sie, dass dies sehr unterschiedlich zum zuvor diskutierten Purinrecyclingweg ist, der in einem einzigen Schritt erfolgt und auf PRPP als Ausgangsmaterial anstelle von Ribose-1-phosphat angewiesen ist.

Chemotherapeutische Wirkstoffe, die Enzyme der Pyrimidinsynthese blockieren

1. **5-Fluorouracil (5-FU)** hemmt **Thymidylat-Synthase** und blockiert somit die Umwandlung von dUMP zu TMP. Genauer wird 5-FU zuerst zu 5-FUTP und dann zu 5-FdUTP umgewandelt, das an die aktive Stelle der Thymidylat-Synthase bindet.
2. **Leflunomid** hemmt **Dihydroorotat-Dehydrogenase**, und verhindert somit die Bildung von Orotsäure.
3. **Methotrexat**, früher als Purinsynthese-Inhibitor diskutiert, blockiert **Dihydrofolat-Reduktase**. **Methotrexat blockiert sowohl die Purin- als auch die Pyrimidinbiosynthese.**

Pyrimidinrecycling

Genau wie Purine können auch Pyrimidine recycelt werden. Die gleiche Dichotomie zwischen De-novo-Synthese und Rettung, die für Purine gilt, gilt auch für Pyrimidine – nämlich, dass die meisten reifen Gewebe auf das Recycling bauen, während schnell wachsende Zellen sowohl das Recycling als auch die De-novo-Synthese nutzen. Das Pyrimidinrecycling erfolgt in zwei Schritten, wie für Cytosin in Abb. 4.11 gezeigt. Beachten Sie, dass dies im Gegensatz zum Purinrecycling steht, das nur in einem Schritt erfolgt, wie in Abb. 4.6 gezeigt.

Die Pyrimidinbase wird zuerst mit Ribose-1-phosphat durch **Nukleosid-Phosphorylase** zu einem Pyrimidinnukleosid kombiniert. Das Pyrimidinnukleosid wird dann an der 5'-Position durch **Nukleosid-Kinase** phosphoryliert, sodass das Nukleotid entsteht. Beachten Sie die hier Unterschiede zwischen Purin- und Pyrimidinrecycling.

Pyrimidinabbau

Pyrimidine werden zu wasserlöslichen Produkten abgebaut, die letztendlich im Urin ausgeschieden werden, nachdem die Ringstrukturen aufgebrochen wurden. Uracil und Cytosin werden zu β-Alanin umgewandelt, während Thymin zu β-Aminoisobuttersäure (β-Aminoisobutansäure) umgewandelt wird. **β-Aminoisobuttersäure wird weiter in Succinyl-CoA umgewandelt, das dann in den TCA-Zyklus eintritt! Daher kann Thymin abgebaut werden und kann in den TCA-Zyklus eintreten!**

Vernünftige Medikamentenentwicklung

Da in diesem Kapitel so viele Medikamente besprochen wurden und die Nukleotid Biochemie weiterhin ein aktives Gebiet der pharmakologischen und pharmazeutischen Forschung ist, insbesondere im Kontext von Krebschemotherapeutika, ist es nützlich, die Phasen klinischer Arzneimittelversuche hier zu diskutieren. Nachdem ein Medikament ausgiebig in Tiermodellen getestet wurde, werden klinische Studien am Menschen in vier Phasen durchgeführt.

1. Phase 1 Studien: bei normalen Probanden oder Patienten ($n = 20$–80)
   (a) Toxizität, mit Dosissteigerung
   (b) Metabolische, pharmakokinetische, pharmakologische Wirkung des Medikaments bei Patienten
2. Phase 2 Studien: bei Patienten, kleiner Maßstab ($n = $ mehrere hundert)
   (a) Vorläufige Wirksamkeit und weitere Toxizität
3. Phase 3 Studien: bei Patienten, großer Maßstab ($n = $ mehrere hundert bis mehrere tausend)
   (a) Vergleichen Sie das Medikament mit dem besten aktuellen Regime
   (b) Erhalten Sie genaue Dosierung und Wirksamkeit
4. Phase 4 Studien:
   (a) Nachdem ein Medikament von Patienten verwendet wird, betrachten Sie langfristige Vorteile/Risiken.

Wichtige Krankheiten des Nukleotidstoffwechsels

Wichtige Stoffwechselkrankheiten

Gicht: Ansammlung von unlöslicher Harnsäure durch eine Vielzahl von Ursachen führt zur Ausfällung von Kristallen in Gelenken, was Entzündungen und Zerstörung des Gelenks mit sich bringt, und zur Ausfällung von Kristallen in der Niere, was die Bildung von Nierensteinen verursacht.

Einige wichtige Enzymdefekte des Nukleotidstoffwechsels

Lesch-Nyhan-Syndrom: Ein Mangel an HGPRT führt zu Hyperurikämie, neurologischen Störungen und Selbstverstümmelung. Schwerer kombinierter Immundefekt (SCID) – Mangel an Adenosin-Deaminase (ADA) führt zu Immunsuppression, weil Adenosin sich ansammelt und die De-novo-Synthese anderer Nukleotide hemmt.

Vitamine 5

Das Material in diesem Kapitel ist größtenteils ergänzendes Material, das dazu dient, Ihr Verständnis zu erweitern und daher als Anhang klassifiziert wird. Die Details zu Vitaminen und ihren zugehörigen Mangel- und Überschusszuständen sind sehr wichtig für Prüfungen und werden getestet. Sie werden in den Tab. 5.1 und 5.2 dargestellt. Der verbleibende Teil behandelt die Chemie von NADH

NAD$^+$/NADH und FAD/FADH$_2$: Die biologischen REDOX-Reagenzien

Ein kurzer Überblick über die REDOX-Chemie

Reduktions-Oxidations- oder Redox-Reaktionen beinhalten den Transfer von Elektronen zwischen zwei Verbindungen. Eine Verbindung **gewinnt Elektronen** und wird **reduziert**. Die andere Verbindung **verliert die gleiche Anzahl von Elektronen** und wird **oxidiert**. Die Verbindung, die reduziert wird, oxidiert dabei die andere Verbindung und ist somit das **Oxidationsmittel**, während die Verbindung, die oxidiert wird, die andere reduziert und somit das **Reduktionsmittel** darstellt. Eine Reduktion ist immer an eine Oxidation gekoppelt und umgekehrt, da es keinen Gewinn oder Verlust von Elektronen aus dem System geben kann. Jede Redox-Reaktion kann jedoch in zwei **Halb-**

Tab. 5.1 Die fettlöslichen Vitamine

Vitamin	Aktive Form	Funktion	Mangel	Überschuss
A (Retinol)	Retinsäure	Visuelle Pigmente (Rhodopsin in Netzhautstäbchen)	Nachtblindheit	Alopezie (Haarausfall)
		Erhaltung des Epithels	Xerophthalmie (trockene Augen)	Kopfschmerzen
			Impotenz	Trockene, juckende Haut
D	Calcitriol	Aufnahme von Calcium und Phosphat (diskutiert in Kap. 2)	Rachitis (Kinder)	Hyperkalzämie
			Osteomalazie (Erwachsene)	Stupor
E		Antioxidans	Hämolyse (RBC-Membranen werden oxidiert und beschädigt)	Abdominale Krämpfe hämorrhagischer Schlaganfall
K		γ-Carboxylierung von Gerinnungsfaktoren (Faktoren II, VII, IX, X, C und S)	Blutung, Blutung (häufig bei Neugeborenen)	Neugeborenenikterus hämolytische Anämie

reaktionen unterteilt werden: die **Reduktionshalbreaktion** und die **Oxidationshalbreaktion**. Halbreaktionen werden nach Konvention immer im Reduktionsweg geschrieben, wie unten gezeigt, und mit einem Reduktionspotenzial, $E°$, gekennzeichnet. Je positiver der Wert von $E°$, desto spontaner wird eine Verbindung reduziert. Unten sehen Sie, dass Sauerstoff einen sehr

Tab. 5.2 Die wasserlöslichen Vitamine

Vitamin	Aktive Form	Funktion	Mangel	Überschuss
B1 Thiamin	TPP	Enzymatischer Kofaktor	BeriBeri (Tachykardie, Erbrechen, Krämpfe)	Tachykardie, Hypotonie, Kopfschmerzen, Krämpfe
			Wernicke-Korsakoff-Syndrom (Ataxie, Verwirrtheit, Ophthalmoplegie, amnestische konfabulatorische Psychose)	(extrem *selten, außer bei Vitamin-Enthusiasten, die eine Überdosis an Multivitaminen einnehmen*)
B2 Riboflavin	−FAD	Redox-Kofaktor	Schwäche, Erschöpfung	Im Allgemeinen nicht toxisch
	−FMN		Dermatitis	
			Angular Stomatitis	
B3 Niacin	−NAD$^+$	Redox-Kofaktor	Pellagra (Dermatitis, Durchfall, Demenz)	Flush, Pruritus, Keuchen
	−NADP$^+$			Lebertoxizität (Ikterus)
B5 Pantothensäure	Coenzym A	Acyltransfer-Kofaktor	Dermatitis, Enteritis, Alopezie	Im Allgemeinen nicht toxisch
B6 Pyridoxin	Pyridoxalphosphat (PLP)	Enzym-Kofaktor (Transaminierungsreaktionen)	Krämpfe, Neuropathie	Sensorische Neuropathie (brennender Schmerz, Taubheitsgefühl)
			Beachten Sie, dass ein Mangel durch INH, OCPs induziert werden kann	Tachypnoe

(Fortsetzung)

Tab. 5.2 (Fortsetzung)

Vitamin	Aktive Form	Funktion	Mangel	Überschuss
B12 Cobalamin		Enzymatischer Kofaktor	Megaloblastische Anämie	*Im Allgemeinen nicht toxisch*
			Demenz	
			Spinaldegeneration	
			Beachten Sie, dass nur tierische Quellen B12 haben - Vegetarier riskieren einen Mangel	
C Ascorbinsäure		Kofaktor für Hydroxylierung bei der Kollagensynthese	Skorbut	Nephrolithiasis (Nierensteine)
				Durchfall, Übelkeit
Folsäure	Tetrahydrofolat	Kofaktor für Einkohlenstoffübertragungen (Purin-, Thymidin-, Methioninsynthese)	Megaloblastische Anämie Neuralrohrdefekte	*Im Allgemeinen nicht toxisch, kann aber einen B12-Mangel durch Verbergen einer mit B12-Mangel assoziierten megaloblastischen Anämie maskieren*

positiven Wert von $E°$ hat und daher leicht reduziert wird. Daher ist Sauerstoff ein starkes Oxidationsmittel!

$$NAD^+ + H^+ + 2e^- \rightarrow NADH \rightarrow E° = -0,32 \text{ V}$$

$$FAD + 2H^+ + 2e^- \rightarrow FADH_2 \rightarrow E° = -0,18 \text{ V}$$

$$O_2 + 4H^+ + 4e^- \rightarrow 4H_2O \rightarrow E° = +0,82 \text{ V}$$

Das Reduktionspotenzial $E°$ bedeutet für sich sehr wenig, weil Reduktionen mit Oxidationen gekoppelt sein müssen, um abzulaufen! Lassen Sie uns die Kopplung zwischen der Reduktion von molekularem Sauerstoff und der Oxidation von NADH unten betrachten. Denken Sie daran, dass wir das Vorzeichen des Reduktionspotenzials umkehren müssen, wenn wir eine Oxidation betrachten. Denken Sie auch daran, dass wir den Wert des Potenzials nicht multiplizieren, wenn wir eine Halbreaktion multiplizieren. Der absolute Wert des Potenzials bleibt immer gleich:

$$O_2 + 4H^+ + 4e^- \rightarrow 4H_2O \rightarrow E^° = +0,82 \text{ V}$$

$$2NADH+ \rightarrow 2NAD^+ + 2H^+ + 4e^- \rightarrow E^° = +0,32 \text{ V}$$

$$O_2 + 2H^+ + 2NADH \rightarrow 4H_2O + 2NAD^+ \rightarrow E^° = +1,14 \text{ V}$$

Das ist hoch exotherm! Denken Sie an die Gleichung, die Änderungen der freien Energie (ΔG) mit dem Gesamtpotenzial einer Redoxreaktion verbindet: $\Delta G = -nFE°$. Daher bedeutet ein großer positiver Wert von $E°$ einen großen negativen Wert von ΔG. Da Entropie in der Redoxchemie keine große Rolle spielt, heißt das, dass dies eine Minderung der Enthalpie ist – was bedeutet, dass eine große Menge an Energie freigesetzt wird! Deshalb verläuft die Elektronentransportkette in die Vorwärtsrichtung! Es ist sehr günstig, Elektronen von NADH (und $FADH_2$) auf Sauerstoff zu übertragen!

Kopplung von Redoxreaktionen: Die Bedeutung der energetischen Übereinstimmung

Die Kopplung mehrerer **schrittweiser Redoxreaktionen** anstelle einer einzigen, nicht abgestimmten Redoxreaktion ermöglicht die Maximierung der Effizienz bei der Energieverwendung. Je näher sich die Potenziale zwischen zwei Reaktionen liegen, desto weniger Energie wird als Wärme freigesetzt und somit an die Umgebung verloren. Dies ist für eine Zelle, die unter streng energetischen Gesichtspunkten arbeitet, sehr wichtig. Aus demselben Grund beinhaltet die Elektronentransportkette in den Mitochondrien mehrere Schritte, die langsam Energie aus dem Elektron extrahieren, während es sich entlang seines **Potenzialgradienten** bewegt. Letztendlich ist die Netto-Reaktion der ATP-Generierung die Verbrennung von Glucose mit molekularem Sauerstoff, wobei CO_2 und H_2O freigesetzt werden. Dies liegt daran, dass Sauerstoff ein so großes Oxidationspotenzial hat. Wenn dies in einem einzigen Schritt erfolgte, würden große Mengen an nicht nutzbarer Energie freigesetzt; wenn es dagegen in mehreren kleineren, energetisch abgestimmten Schritten stattfindet, ermöglicht dies eine effiziente Energieaufnahme. Aus diesem Grund ist die Kopplung von NAD^+ und FAD wichtig.

NAD^+/NADH

Die Chemie von Nicotinamid-Adenin-Dinukleotid (NAD) ist einfach. Es besitzt einen Pyridinring, der in Abb. 5.1 dargestellt ist und der als Elektronensenke und -quelle fungieren kann. In NAD^+ ist dessen Stickstoffatom positiv geladen und bereit, Elektronendichte aufzunehmen. Es ist eine Elektronen-ziehende Gruppe, die eine leicht positive Teilladung an den ortho/para-Positionen induziert. Diese positive Teilladung an der para-Position ermöglicht es NAD^+, leicht ein Hydrid-Ion aufzunehmen und zu NADH zu werden. Ebenso leicht kann NADH ein Hydrid-Ion abgeben und wieder zu NAD^+ werden. Dies sind **Redox**-Reaktionen, und aus diesem Grund muss das Oxidationspotenzial von NAD^+ oder das Reduktionspotenzial von NADH eng mit dem der daran gekoppelten Reaktion übereinstimmen, um (1)

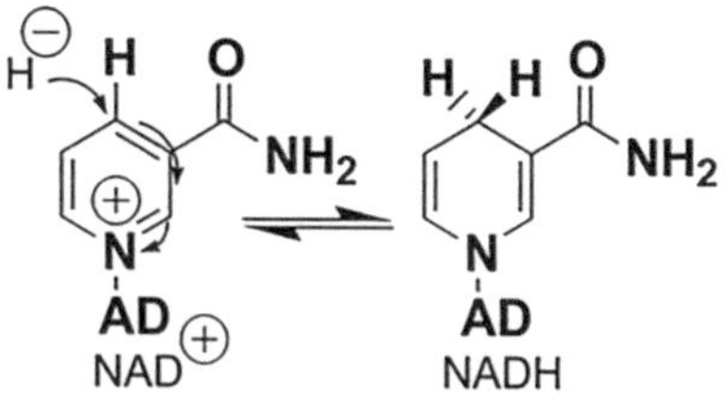

Abb. 5.1 NAD^+ und NADH

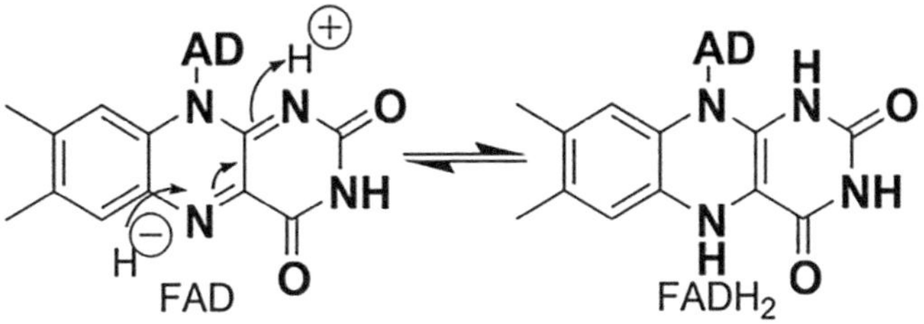

Abb. 5.2 FAD und FADH$_2$

die Spontaneität der Reaktion zu gewährleisten ($E° > 0$) und (2) einen minimalen Energieverlust durch Kopplung von Reaktionen mit ähnlicher Energetik zu gewährleisten ($E°$)**sollte klein sein.**

FAD/FADH$_2$

FAD hat eine etwas andere Arbeitsweise als NAD$^+$ – es ist ebenfalls ein Akzeptor für zwei Elektronen, nimmt aber zusammen mit den zwei Elektronen zwei Protonen auf. In der Regel wird ein Hydrid-Ion in einer **konjugierten Addition** direkt an ein Stickstoffatom addieren, was es einem weiteren Stickstoffatom ermöglicht, ein Proton aus der Lösung aufzunehmen, wie in Abb. 5.2 gezeigt. FADH$_2$ kann auch an Kopplungsreaktionen mit Sauerstoff teilnehmen, die hier nicht besprochen werden.

Pyridoxin, Pyridoxal und Pyridoxamin: Die Chemie von Vitamin B$_6$

Vitamin B$_6$ wird als Pyridoxin vom Körper aufgenommen und anschließend enzymatisch zu Pyridoxal oxidiert, das dann durch Pyridoxal-Kinase phosphoryliert wird. Dies ergibt die biologisch aktive Form Pyridoxalphosphat (PLP). Eine anschließende reduktive Aminierung des Cofaktors resultiert in einer weiteren

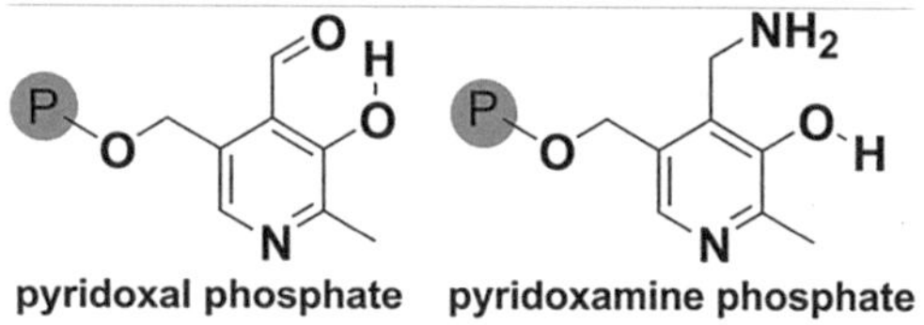

pyridoxal phosphate   **pyridoxamine phosphate**

Abb. 5.3 Pyridoxalphosphat und Pyridoxaminphosphat

biologisch aktiven Form, Pyridoxaminphosphat (PAP). Diese sind in Abb. 5.3 dargestellt.

PLP ist ein vielseitiges biologisches Coenzym, das an zahlreichen Transformationen von Aminosäuren beteiligt ist, unter anderen Decarboxylierungen, Seitenketteneliminierungen, Eliminierungen in β,γ-Position, oxidativen Desaminierungen und reduktiven Aminierungen (PAP). Die PLP-Chemie ist die Chemie des Aldehyds (Iminbildung, Iminhydrolyse, Enolisierung usw.) und des Pyridinrings, dem es seine einzigartigen Eigenschaften als "Elektronensenke" verdankt. Glücklicherweise hängen alle Mechanismen von PLP von dieser Eigenschaft ab und teilen eine gemeinsame Initiation, die Bildung einer negativen Ladung an der α-Position der Aminosäure, die anschließend auf verschiedene Weisen aufgelöst wird.

Pyridoxalphosphat (PLP): Chemische Reaktivität

Enzyme, die PLP nutzen, haben fast immer einen Lysin-Rest im aktiven Zentrum, der mit PLP zu einem Imin (Schiff-Base) kondensiert, das heißt eine kovalente Enzym-Coenzym-Verbindung bildet. Anschließend wird das Pyridoxamin (das Imin von Pyridoxal) mit der freien Aminogruppe einer Aminosäure umkondensieren, dadurch wird die Katalyse der verschiedenen Reaktionen initiiert. Die Struktur von PLP, das mit einer Aminosäure kondensiert ist, wird in Abb. 5.4 dargestellt.

Die Reaktionen: Es gibt viele verschiedene Klassen von Reaktionen, die von PLP katalysiert werden, aber sie lassen sich gut in ein paar einfache generalisierbare Mechanismen einteilen.

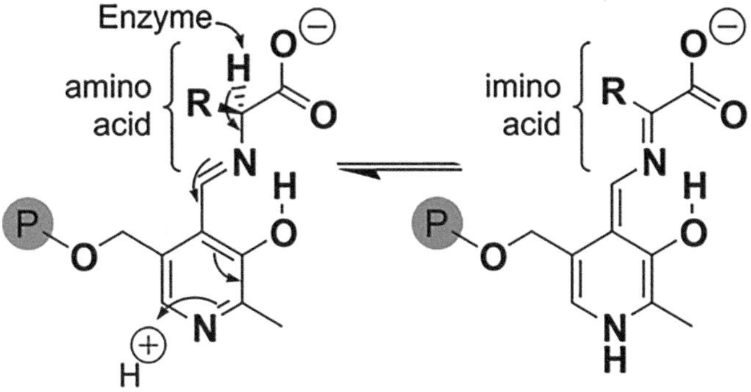

Abb. 5.4 PLP stabilisiert eine negative Ladung an der α-Position von Aminosäuren und katalysiert somit Transaminierungen

Reaktionen in α-Position: Stabilisierung einer negativen Ladung an der α-Position. PLP wird eine negative Ladung an der α-Position einer Aminosäure stabilisieren, wie in Abb. 5.5 gezeigt. Seite 70 des Quellenbuchs dargestellt.

Diese negative Ladung kann durch (1) Deprotonierung der α-Position, (2) Decarboxylierung der Aminosäure oder (3) Verlust der Seitenkette entstehen. Im Wesentlichen geht eine der drei Gruppen an der α-Position verloren, wobei das Bindungselektronenpaar zurückbleibt. Diese negative Ladung kann dann entweder (1) durch Protonierung oder elektrophile Addition an der α-Position und anschließende Hydrolyse oder (2) durch Protonierung am Imino-Kohlenstoffatom des Pyri-

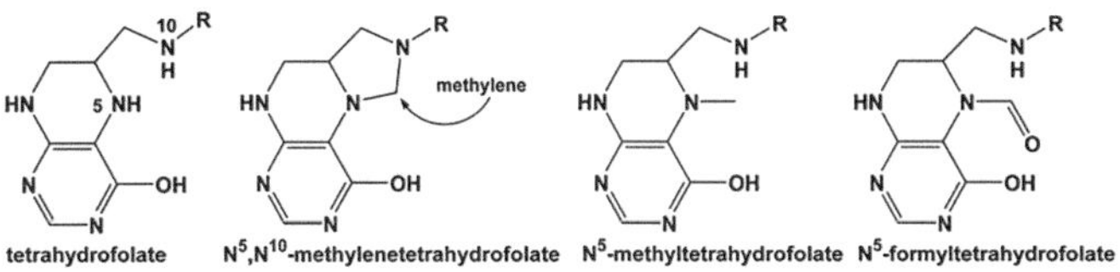

Abb. 5.5 Biologisch wichtige Derivate von Folsäure

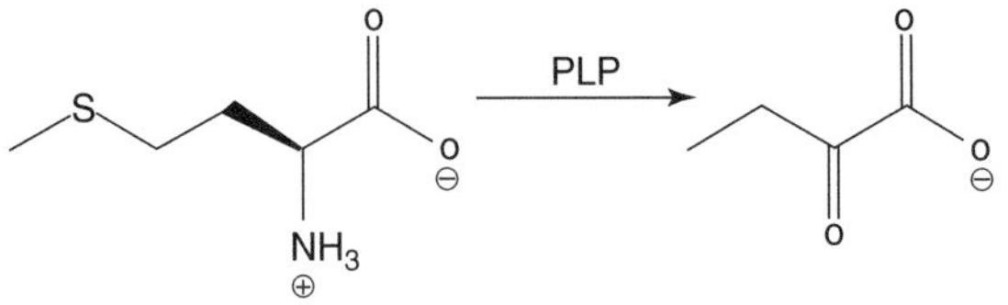

Abb. 5.6 Enzymatische Aktivität von Methionin-γ-Lyase

doxals aufgelöst werden, was zur Oxidation des Substrats und Reduktion von PLP zu PAP führt. Dies wird auch schön auf **β- und γ-Positionen:** Sobald eine negative Ladung gebildet ist, kann sie auch für eine Reaktion an der β-Position verwendet werden, anstatt durch Protonierung aufgelöst zu werden. Es gibt zwei Möglichkeiten: (1) Eliminierung einer abgehenden Gruppe durch einen Mechanismus vom Typ E1cb; (2) Deprotonierung der β-Position und Auflösung durch Protonierung des Imin-Stickstoffatoms, was die weitere Reaktivität beeinflusst. Die Auflösung durch die zweite Methode führt oft zur Abspaltung einer abgehenden Gruppe an der γ-Position. Ein klassisches Beispiel dafür ist die enzymatische Aktivität von Methionin-γ-Lyase, deren Reaktion in Abb.5.6 dargestellt ist .

Folsäure und Vitamin B12: Ein-Kohlenstoff-Chemie

Viele Reaktionen erfordern die Addition oder Eliminierung eines einzigen Kohlenstoffatoms von einem Molekül. Diese Reaktionen nutzen im Allgemeinen Folsäurederivate (oder andere Moleküle, die mit Folsäurederivaten synthetisiert wurden, wie S-Adenosylmethionin).

Es gibt viele Folsäurederivate mit vielseitigen Funktionen in der zellulären Biochemie. N^5,N^{10}-Methylentetrahydrofolat ist essenziell für die Purinsynthese (mehrere Schritte), Pyrimidinsynthese (Reaktion der Thymidylat-Synthase) und für die Serinsynthese (Serin-Hydroxymethyltransferase). In allen Fällen entsteht Tetrahydrofolat als Nebenprodukt. N^{10}-Formyltetrahydrofolat ist essenziell für die Purinsynthese. N^5-Methyltetrahydrofolat ist die primäre Form, die in der Nahrung gefunden wird und von Methionin-Synthase benötigt wird. N^5-Formimidoyltetrahydrofolat wird im Histidin-Katabolismus verwendet.

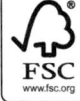

MIX
Papier aus verantwortungsvollen Quellen
Paper from responsible sources
FSC® C105338

If you have any concerns about our products,
you can contact us on
ProductSafety@springernature.com

In case Publisher is established outside the EU,
the EU authorized representative is:
**Springer Nature Customer Service Center GmbH
Europaplatz 3, 69115 Heidelberg, Germany**

Printed by Libri Plureos GmbH
in Hamburg, Germany